XIYAN YU JIANKANG

吸烟与健康

主编　杨跃进　梁晓夏　刘丙寅

河南大学出版社

·郑州·

图书在版编目(CIP)数据

吸烟与健康/杨跃进,梁晓夏,刘丙寅主编. 一郑州:河南大学出版社,2012.1(2012.5 重印)

ISBN 978-7-5649-0636-8

Ⅰ.①吸…　Ⅱ.①杨…　②梁…　③刘…　Ⅲ.①戒烟—基本知识　Ⅳ.①R163

中国版本图书馆 CIP 数据核字(2012)第 005072 号

责任编辑　纪庆芳
责任校对　辛　媛
封面设计　马　龙

出　　版　河南大学出版社
　　　　　地址:郑州市郑东新区商务外环中华大厦 2401 号　　邮编:450046
　　　　　电话:0371—86059701(营销部)　　　　网址:www.hupress.com
排　　版　郑州市今日文教印制有限公司
印　　刷　开封市精彩印务有限公司
版　　次　2011 年 12 月第 1 版　　　印　　次　2012 年 5 月第 2 次印刷
开　　本　690mm×960mm　1/16　　印　　张　12
字　　数　147 千字　　　　　　　　定　　价　25.00 元

《吸烟与健康》编委会

前　言

　　在广袤的宇宙，目前已知只有我们生活的这个蓝色星球上开放着灿烂的生命之花。

　　人类从原始社会到现代社会的形成是一部伟大的文明发展史，而且都是循序渐进地排除那些被认为是有害无用的东西。吸烟问题，现在成了人们生活中的癖病，玷污着我们的文明，它被称为是人类的一种"垃圾行为"。

　　吸烟是一种不确定因素，我们要于不确定中找到制衡点来抵制吸烟，驱除这不文明的现象，战胜害人害己的恶习。思想决定控烟成败，行动是戒烟成败的途径，有了决心，加之实践行动，才会一步一步走向成功。

　　吸烟危害健康是许多国家的科学工作者经过半个多世纪的深入研究得出的科学结论。这些结论能够使群众潜移默化产生一种排烟的力量，把"垃圾"抛弃，将这个有烟的社会变成一片净土，对此，需要做很多工作，需要一代人一代人做出努力、付出代价。

　　自18世纪纸烟出现以来，纸烟盛行全球，我国是世界上烟草生产第一大国，从《世界卫生组织烟草控制框架公约》(以下简称《烟草控制框架公约》)签署后的五年间，我国的卷烟产量不仅没有得到控制，反而从2004年的 18736 亿支,增加到 2010 年的 23752.73 亿支。香烟的消费者每天平均吸烟量为 15.8 支,高于世界平均水平的 13.63 支。每一口烟都在肺里留下 2 亿个惰性烟尘颗粒,凡是经过肺部的烟尘都会直接导致疾病。我国是世界上吸烟人数最多的国家,据 2002 年调查,中国男性吸烟率高达 66%,女性吸烟率为 3.1%。妇女、儿童是被动吸烟的受害者,被动吸烟率为 53%,被动吸烟人群中,82% 在家中,67% 在公共场所,35% 在工作场所。我国被动吸烟受害人数达 5.4 亿,每年因吸烟致死的人数达 100 万人,预计到 2020 年,因吸烟致死的人数将增至 300 万人。

吸烟这项公害,还成了世界各国关注的重要问题之一。世界卫生组织早在 1986 年第 77 届执委会议上对控烟问题即作出决议,1988 年宣布每年 5 月 31 日为无烟日,《烟草控制框架公约》2003 年通过实施,2006 年 1 月 9 日公约在中国生效。然而我国的控烟运动与西方国家相比处于一种滞后状态,还没有把《烟草控制框架公约》融入我国法律之中,国民对烟盒上的有害健康的忠告熟视无睹。今年是第 24 个世界无烟日,为了唤起民众对戒烟的重视,积极倡导控烟、戒烟,把我国的戒烟运动引向深入,把广大烟民特别是那些妇女和青少年吸烟者从烟海里解救出来,我们搜集了有关控烟、戒烟的资料,汇编成册,供有关人员参考。

编　者
2011 年 10 月

目　　录

三　戒　烟

四　禁烟与控烟

一　烟草概述

烟草的起源

关于烟草的起源,有多种说法,有古埃及起源说,有蒙古族起源说,还有滇南起源说等等。目前人们普遍认为烟草最早起源于中南美洲。最具权威性的说法是《简明不列颠百科全书》一书中叙述的:普通烟草原产美洲、墨西哥和西印度群岛。

人类最早吸烟的历史证据是考古学家在墨西哥南部的贾帕思州倍伦克地区,考证了一座建于公元432年的神殿,里面有一张半浮雕画,画上画着一个叼着长烟管烟袋的玛雅人,头部裹着烟叶,在举行祭祖典礼。考古学家还在美国亚利桑那州北部印第安人居住过的古洞穴中,发现了遗留的烟斗中吸剩的烟丝,并存留有宽大的烟叶和烟斗并存一处。据考证,这些大约是公元650年左右的遗迹。另据考古发现,在墨西哥德雷山中的一个海拔4000英尺(1英尺=0.30米)的山洞里,也曾发现一支塞有烟草的空心草秆,经放射测量,科学家判断是700年前之物。这些发现都支持烟草起源于美洲的说法。

人类的吸烟是从原始社会人类的咀嚼烟叶演变过来的。在人类学的著作中,苏联柯斯的《原始文化史纲》和美国摩尔根的《古代社会》都曾指出美洲印第安人早在原始社会时代,就有吸烟嗜好。早在4000年前,人类尚处于原始社会时,烟草就进入到美洲居民的生活中了。那时,人们在采集食物时,无意识地摘下一片植物叶子放在嘴里咀嚼,发现其具有很强的刺激性。它的辣舌的味道和醉人的香气,正好起到恢复体力和提神打劲的作用,于是便经常采来咀嚼,次数多了,便成为一种嗜好。这也让烟草迈出了进入我们人类生活的第一步。

古代人吸食烟草,据说主要是为了驱邪治病,后来慢慢成了一种癖好。关于烟草能"驱邪治病"还有个古老的传说。在很早很早以前,在美洲印第安人的部落里,有一个大首领的公主死了,按照当时的传统习俗,她被抬到野外天葬,等待飞鸟啄食。过了几日,公主不但没有被飞鸟啄食,反而复活回来了。大首领差人探其原因,发现天葬时公主身边有一种茎肥大并带一种特有辛辣气味的植物,公主就是凭借着这种植物的特别辛辣气味避开飞鸟和走兽并且得以苏醒过来的。因此,古代美洲印第安人从此把烟草视作能驱邪治病、使人死而复活的"神草"。

早在原始部落就有很多关于烟草的风俗礼仪。原始的印第安人部落在每年召开各部落酋长会议的时候,照例都要举行隆重的敬烟仪式。仪式开始,司仪把手制烟卷折纳入烟管,用火点燃后,连续喷烟三次:第一次喷向天空,表示感谢圣明的"天神"在过去一年里保佑他们的生命;第二次喷向大地,感谢哺育他们的"慈母"生产各种食物,恩赐他们美好幸福的生活;第三次喷向太阳,表示感谢阳光永远照向人间大地,使人间万物生长不息。接着,把烟管依次递给每个与会酋长,然后才正式开会议事。每当印第安人部落间发生纠纷,甚至武斗的时候,为了解决争端,双方酋长先坐下来吸"和平烟",然后各诉原委,再由第三者——另一酋长做出解决争端的裁决。此外,当陌生人进入部落村社,也要先敬"和平烟",表示欢迎和友好。这可能是人类以烟敬客习俗的起源。

烟草的传播

　　烟草的传播主要借助于 15 世纪西班牙航海家哥伦布对美洲新大陆的发现。1492 年 10 月，哥伦布率领探险队到达美洲，发现当地人的"吸烟行为"。据记载，哥伦布率领的船队于 1492 年 10 月 12 日这天登上了巴哈马群岛中的一个叫圣萨尔瓦多的小岛。哥伦布和他的水手们看见那里的印第安人手里拿着火把，嘴里叼着草叶在吸烟雾。他们感到很奇怪。过了几天，当他们继续航行到今天的古巴和海地时，又见到许多男男女女也是手里拿着点燃的草叶在吸，走到近处仔细看，才知道他们点燃的是用烟草叶包裹的玉米叶丝。

　　哥伦布发现烟草在印第安人心目中是极具价值的。在印第安人看来，烟草是上帝赐予的"神草"，绝对不能亵渎。所以印第安人举行各种纪念活动，如祭天地日月、诸神和祖先时，都把烟草作为最上等的礼物拿出来供享。因此，烟草早期不是一种生活消费品，而是宗教仪式中不可缺少的物品。印第安人把烟草作为礼物送给了哥伦布，哥伦布及其水手们把印第安人馈赠的烟草带回欧洲，最初是因为很欣赏它美丽的大叶和花朵，把烟草作为观赏植物栽培。随着哥伦布探险船队的返航，烟草的种子最先被带到了西班牙，西班牙人开始在圣多明各种植烟草，西班牙人又把烟草叫做"多巴哥"，他们认为这种植物是一种很好的装饰品，并将这种"多巴哥"运往欧洲。过了不久，烟草就传到了葡萄牙，法国驻葡萄牙领事让·尼科将这种植物作为医治百病的灵丹妙药献给了法国皇后卡特林·梅迪西施，烟草也随之传入了法国，紧接着又迅速传到欧洲其他地区。此后，尼科便成了光荣的尼古丁的传播人。由于人们都相信它有医疗作用，因此这种植物便成了圣物和灵丹妙药。渐渐地，人们发现烟草有麻醉作用和其他药用功能，传播日渐广泛。由于通往美洲的新航道的开通，欧美大陆之间的往来日益频繁，烟叶和烟草种子源源不断地被带进欧洲各个角落，烟草很快在欧洲传播开来，并且不断传播到世界的其他地方。

　　据记载，1543 年，西班牙殖民者沿着麦哲伦走过的航线侵略到菲律宾，烟草也随之在菲律宾种植。这时，中国与菲律宾的贸易频繁，其实与菲律宾的贸易实际上是与西班牙人的交易。不久，烟草随着贸易往来传入与之相近的台湾、福建。1580 年，烟草经葡萄牙人传入土耳其，随后辗转进入伊朗、印度、日本等国。大概在 16 世纪末，一批葡萄牙商人因暴风在海上迷失方向，漂至日本岛西南端上登陆，由于被误认为是中国海盗而被日本人逮捕。当时的葡萄牙商人与船夫带来烟叶，教日本九州居民吸食方法，随后吸烟之风盛行九州。烟草逐渐发展成为一种全球性作物。

　　烟草约在 16 世纪末明朝万历年间从菲律宾、印度尼西亚、越南、朝鲜、俄国等国传入我国台湾，又到内地闽浙一带。明朝初年，国势强盛，东南沿海地区手工业和商业繁荣，明政府允许与外人通商，我国与亚洲各国商业活动充分发展。因此，烟草很大可能在这时大量传入我国，由此形成了中国烟草种植业和吸烟兴盛的风气。到崇祯末年，吸烟之风已在中国盛行。早期的烟草仅作为治病的药物流行于世。明末名医张介宾在《景岳全书》中记载："烟草自古未闻，近自我明万历时始出于闽、广之间,自后吴、楚间皆种植之矣。"[①]烟草传入我国的路线,一般认为有三条:第一条路线从吕宋直接传到我国福建的漳、泉二州。第二条路线从南洋即南海以西的沿海各国或越南传入澳门、广东。第三条路线从日本进入朝鲜入辽东。现代历史学家吴晗经过仔细考证后认为:"最初传入烟草的是17世纪初年的福建水手,他们从吕宋带回烟草的种子,再从福建南传到江浙。"

　　烟草的种植可以追溯到 3500 年前的南美洲,考古学家证实,早在 3500 年前的南美洲就发现了种植烟草的种子,这也证明在那个时候人类就有了烟草种植的行为。哥伦布船队的水手们将烟草种子带回西班牙,后又被带到葡萄牙,随后传遍欧洲。1612 年,英国殖民官员约翰·罗尔夫在弗吉尼亚的詹姆斯镇大面积种植烟草,并开始做烟草贸易。16 世纪中叶烟草传入中国,最早传入我国的是晒晾烟。烟草的种植在我国已有 400 多年的历史。1900 年在台湾试种烤烟,自 1910 年后相继在山东、河南、安徽、辽宁等地试种烤烟成功,1937 年至 1940 年开始在四川、贵州和云南试种,发展成为我国主产优质烟区。20 世纪 50 年代引进香料烟,20 世纪 60 年代引进白肋烟,分别在浙江新昌、湖北建始试种成功。黄花烟由俄罗斯传入我国北部地区,在我国已有 200 年的种植历史。今天,全球烟草制造业已发展成一个巨大产业,成为许多国家主要的税收来源之一。

---

　　① 张介宾著:《景岳全书·本草》,上海科学技术出版社 1996 年版,第 926 页。

吸 烟 史 话

　　欧洲的吸烟史准确地说是从 1492 年 10 月 13 日开始的。这天哥伦布在航海日志上写道，印第安人出于崇拜将一种植物的干叶卷起来点燃后吸吮其烟。印第安人将一些叶子送给哥伦布。虽然哥伦布没有吸，但是他的一些同伴却吸得起劲。今天已经得知，这种植物就是一种带有尼古丁的烟叶。

　　现代人吸烟多为卷烟。而这种吸烟方式的起源可追溯到南美的阿兹台克人，他们将烟叶揉碎卷在玉米壳里吸食。据记载，1518 年墨西哥有人已吸用卷烟，是用玉米叶卷碎烟叶吸食。

　　16 世纪中叶，南美洲出现纸卷烟。1756 年墨西哥建立了第一座手工卷烟厂，从此开始了卷烟工业。约在 19 世纪 30 年代，纸卷烟传入法国。在 1853～1856 的克里米亚战争中，英国士兵从当时的鄂图曼帝国士兵那里学会了吸食方法，之后传播到不同地方。

　　1853 年，古巴人苏西尼发明了世界上第一台卷烟机。其制作卷烟的方法是先将卷烟纸预制成空管，再将烟丝填充到纸管内制成烟丝。这种卷烟机的生产量是每分钟 60 支左右。由于这种卷烟成型的方法像灌香肠，因此也称"香肠式卷烟机"。

　　1586 年，沃尔特·佩利爵士将抽烟斗的习惯传入英国皇室。两年后，他以年幼的女王的名义建立了一个烟草公司。

1612 年,英国殖民官员约翰·罗尔夫在弗吉尼亚的詹姆斯镇大面积种植烟草,开始做烟草贸易。

随着 1860 年切碎机发明和 1867 年苏西尼卷烟机在巴黎博览会上展出,卷烟制作的机械化生产方式很快传播到了世界各地。1880 年,詹姆士·本萨克发明出一种奇异的机器,它可以把定量的碎烟叶置于定型管中卷成卷儿,然后用刀将其切成合适的长度。之后詹姆士·杜克对这种机器进行了革新。19 世纪 80 年代中期,美洲香烟的产量大增。我们通常所指的香烟,是烟草制品的一种。制法是把烟草烤干后切丝,然后以纸卷成长约 120 毫米、直径 10 毫米的圆桶形条状。吸食时把其中一端点燃,然后在另一端用口吸入产生的烟雾。香烟最初在土耳其一带流行,当地的人喜欢把烟丝以报纸卷起来吸食。后来香烟在包装方面借用了瑞典的一种对火柴进行包装的设备,实现了现代化包装。1931 年,人们为了使香烟保鲜,在烟的包装外加上了一层玻璃纸。

自 18 世纪纸烟出现以来,很快纸烟盛行全球,随着吸烟风的盛行,历史上也有不少禁烟的记载。虽然吸烟的传播与禁烟同时发生,因为吸烟甚至还要割鼻、坐牢、杀头,但吸烟的势头始终未能得到控制。早在 1619 年,英王詹姆斯一世就曾下令禁种烟草,以杜绝烟草,同时规定吸烟者需要交 40% 的税金,但吸烟作为一种公认的恶习仍然在整个欧洲大陆近东和远东流行开来。不管是纳税、禁烟、将抽烟者革除教门、绞死或割鼻(17 世纪初在俄国)、没收家产、坐牢还是杀头(土耳其苏丹穆拉特四世和中国皇帝),一切都无济于事。吸烟者冒着生命危险仍然继续吸烟。

在中国第一位实行禁烟的人是清朝康熙皇帝,康熙规定吸烟要没收家产、坐牢或杀头。为了全面禁止吸烟,康熙皇帝决定先禁上后禁下,先禁近臣,尔后再禁一般百姓。但是由于康熙帝并未采取什么严厉的法律来禁止烟草的种植和吸食,吸烟风压制了一段时间后又卷土重来。一直到今天,吸烟之风仍然是屡禁不止。

从香烟诞生之日起,香烟已成为吸烟者缩短自己寿命和他人寿命最广泛的形式。不管有无过滤嘴,也不管是什么牌号,人们仍在起劲地吸着。事实已完全证明,吸烟具有致命的危险。塞尔维亚保健局彼得·博罗维奇博士说:"凡是经过肺部的烟尘都会直接导致疾病。每一口烟都在肺里留下二亿至五亿个惰性烟尘颗粒,而这只是已鉴定出的香烟中含有的一千多种毒物之一和四十种致癌物质之一。"调查证明,每100名肺癌患者之中有95人至98人为吸烟者,其余2%～5%是在烟污染环境中生活和工作的人。

中外烟草文化

烟草文化的发源地是中美洲与南美洲,为印第安人所开创。在哥伦布发现新大陆后,烟也传播到欧洲,又逐渐传到非洲、亚洲等地。在明朝末期,烟草传到中国。我国在承受烟文化的传播过程中,对其进行不断选择、过滤、改造,形成了具有我国特点的烟草文化和风俗。

吸烟作为一种文化现象,是人们长期以来形成的一种生活方式,它凝聚着人们的价值观念,影响着人们的行为,贯穿于整个政治、经济、文化和生活中。烟草发展的历史贯穿着反吸烟的历史。早期的烟草具有醉人的香气,具有消除疲乏和提神的作用,甚至能治疗疾病。吸烟作为一件极端普遍而又平常的事情,的确也产生了许多饶有风趣的社会习惯,世界上许多国家都有吸烟具有高雅情趣的历史记载。

中国自古以来就是礼仪之邦,清代《昭代丛书·烟谱》上曾提出吸烟"八宜"、"七忌"、"七节"、"五可憎"。旧时北京人无论贵贱,不分男女,几乎都嗜好旱烟或水烟。尤其到清代后期,皇宫及诸王府乃至民间吸烟之风尤甚。北京旧时家庭中的老太太,手托长烟袋盘腿往炕上一坐,儿媳妇、孙媳妇侍立两旁装烟、点烟。满族家庭新媳妇过门头两年间,如果婆婆抽烟,媳妇必须侍立伺候,不断给装烟、点烟。在当时装烟和点烟显示着尊卑等级,不仅媳妇给婆婆装烟、点烟,而且奴才要给主人装烟、点烟,学生要给先生装烟、点烟……有时伺候不好，还会招致打骂。在清朝宫廷内，旱烟和水烟是茶余饭后的重要消遣之物。慈禧专权达 47 年之久，也许对妇女吸烟产生过影响，所以旧时北京妇女吸烟风气盛行。

胡朴安《中华风俗志》①记载了民国初年北京人吸卷烟的情形："北京妇女有一极可憎事，即无论老少妍媸，咸厚涂脂粉，面颊猩红，以为美观，招摇过市，'自鸣得意，抑不知使人见之实作三日呕也。尤可恨者，极幼之女童亦吸纸烟'。北京人民于纸烟一直颇讲究。上海之上流社会以'三炮台'为应酬品者，北京则视若平常；中上之家，多以金星牌等昂贵纸烟享客，毫无吝惜，其奢侈可见一斑。"

民间还有这样一个吸烟小典故：白崇禧教子让烟。民国时期某年春节，张群带几个人到白崇禧家拜年。宾主坐定后，白崇禧让儿子给客人敬烟，儿子就给来客一人发了一支。主人注意到，有一位客人明明是吸烟的，却谢绝了。客人走后，白崇禧对儿子说："你犯错误了。"

"你看，你是按照自己的顺序敬烟的。"白崇禧这么一说，儿子便回想起刚刚发烟的情形，他的确是从挨着他自己的人一个一个发过去的。

"这就错了，怎么可以按照你的顺序发呢？你应该按照客人的顺序来。客人中张群先生的级别最高，应该最先给他，然后是王局长、张副局长，再下来是刘主任。刚才张副局长为什么不接你的烟呢？就是因为你的顺序不对，他表示抗议。"虽然儿子觉得父亲是对的，但还是随口说："这不算什么事吧？"

"有事！"白崇禧脱口而出，"你要记住了，我们的饭碗是人家给的，一定要把人家摆在第一位！ 他的顺序、他的逻辑高于你的顺序、你的逻辑！"白崇禧又说，是否把对方的顺序逻辑放在第一位，常常是致命的问题。他讲了这样一件真人真事：

---

① 　胡仆安编：《中华风俗志》，文海出版社 1985 年版。

有一天，甲在路上遇见了乙，就给乙敬来了一支烟。就在乙伸手接烟的时候，路上又来了一个人丙，丙是乙的熟人，跟甲不熟。乙跟丙打了招呼，但没有把他介绍给甲。甲自己和乙点上烟，寒暄几句就分手了。

没有想到的是，那第三个人丙不是一般人，是个土匪。他的腰里别着一支枪。看到甲和乙都抽上烟，他感到很窝火：竟然不给我敬烟！当甲乙分开走了之后，他便"怒从心头起，恶向胆边生"，拔出枪来，对着甲后背就是一枪，甲当即倒地身亡！

事情由香烟引起，这个土匪便走过去查看了甲的烟盒，发现是空的。土匪明白了，或许不是甲不愿意给丙土匪敬烟，只是还剩最后一支烟，没舍得给熟人的熟人，而自己抽了。在乡下，香烟是挺贵的东西，舍不得给一个陌生人抽也可以理解。但假如他向乙请教一下"这位大爷是谁"，把最后一支烟敬给丙，或者哪怕告诉陌生人还剩最后一支了，跟丙客气一下，也许人家也不一定要他的烟，就算要了，不就是一支烟吗？但是他没有，结果白白送了一条命！可见大家把敬烟礼仪看得都很重要。

随着社会的发展和进步，社会风俗也发生了变化。在吸烟习俗没有在人们中间消除之前，民间已形成的许多礼俗还是必须要遵守的。敬烟与其他敬奉一样有它伴随的一套礼仪，走过了由繁到简的自身发展过程。文明吸烟，营造一个良好的社会公共大环境，是当今社会每个烟民都应当具备的素质和义不容辞的责任。在生活中，烟民都应遵循社会公德，尊重别人和自己，注重吸烟的礼仪，做一个文明的烟民。在我国，对吸烟者来说，在不同场合和对象面前，吸烟也应注意一定的礼节，归纳起来有以下几点：

1. 青年人在长者、长辈面前，若长者、长辈不吸烟，自己最好不吸烟；若长者、长辈吸烟，自己又处于客人的地位，可以先敬烟。向长辈敬烟要双手捧上,对长辈递来的烟要用双手接过。

2. 室内公共场所禁止吸烟。公共场所经营者应当设置醒目的禁止吸烟警语和标志。其他公共场所,凡标有"禁烟"告示的地方,不能吸烟。没有禁烟标志的也应到人少的地方吸烟,不要当着陌生的众人吸烟,不要叼着烟同别人讲话。当跟前的人咳嗽不止时,应把烟熄掉或走到外面吸烟。在众人面前吸烟要注意自己的姿态,不可远吐喷人,不要高吐烟圈,不要把夹烟的手伸近别人。

3. 在妇女面前,应先表示一下歉意或征求妇女同意后再吸烟。在未成年的孩子前最好不吸烟,以免造成他们被动吸烟,甚至使他们仿效大人偷吸烟。

4. 到别人家做客时,主人若不主动敬烟,周围又无烟具,客人不应喧宾夺主,取烟递给主人。若主人不吸烟,又没有主动向客人敬烟,客人要谅解他人,不能露出不悦之色。若主人不吸烟而向你敬烟时,你最好也不要吸烟。如果是在较熟识的人家做客,可另当别论,但注意不要在不吸烟的主人面前无节制地吸烟。

5. 有客人到来时,对已声明不吸烟的客人不要"强行"敬烟,客人不吸烟,会吸烟的主人应自我克制,不要当着客人面吸个不停。在冬季通风不便、空气不好的房间里,主人尤其不能多吸烟,这样会使客人坐不下去。

6. 对宗教界人士,奉行基督教、伊斯兰教人士及少数民族人士不要敬烟。

7. 在别人敬烟时,如果能拒绝一定要婉言谢绝,如果在婚礼上或应酬时,对敬的烟不能不接时,可以先接下,待人家应酬他人时再熄掉。拒烟也要讲究艺术和方法,不然会使人扫兴,特别是长者、领导者会使人感到态度生硬,同喜庆气氛不谐调。

8. 随时随地都要把烟灰、烟头放入烟灰缸中弄熄,不要随地抛烟头、吐唾沫。

9. 和客人一起吃饭时,未真正用完餐,绝对不能在餐桌上吸烟,餐事完全结束后征求大家的允许才拿出自己的烟是一种礼仪。

无论在中国还是在别的国家,人们在长期吸烟的过程中,都有着一些特殊的礼仪。在西方,每个男人都要带打火机,打火机可说是社交礼仪之必需品,一定要随身携带,不可疏忽。不论你是否吸烟。凡是有女士掏出香烟来的时候,旁边的男士就要趋前拿出打火机替女士服务。另外不抽烟之人也可请人抽烟,此时也一定要替对方点火才是礼貌。有女士拿出香烟,你绝不可视若无睹。如果以为自己不抽烟就不带火,就有违绅士风度了。反过来说,女士就不必为男士点火,无论男士把香烟衔在嘴里多久,也不可能有个女士来为你点上火。无论到任何地方,只要有男士在场,女士拿出香烟后,不必自己点上,而可以大大方方等着男士来服务。

在西方,朋友相见或会见客人时,给对方点燃香烟时忌点第三支烟,如同忌 13 这个数字一样。据说其中原因是这样的:1889 年,英国与荷兰争夺南非殖民地而发生战争。当时现代武器甚少,狙击手更是风流一时。一天晚上,许多士兵由于抽烟暴露目标而被打死,其中以点第三支烟被打死者居多。因为点前两支烟的人已暴露了目标,并使对方有时间瞄准,所以点第三支烟的人正好被打着。从此,西方人认为给朋友或自己点第三支烟是不吉利的事,一直沿袭至今。

有些国家把烟草和烟具同男女婚恋联系起来,形成一些独特的风俗习惯。在荷兰人的婚恋中雪茄起着很大的作用。男子若看上了一位姑娘,就到她家门前按响门铃,让姑娘的父母为他点燃雪茄烟。这是第一次点雪茄,目的是引起姑娘父母的注意。吸完烟这支雪茄后,小伙子又以同样的方式前去借火，让姑娘的父母为他点燃第二支雪茄。这时，姑娘的父母开始对他了解。一周以后，当求婚的小伙子第三次借火点燃雪茄时，如果姑娘的父母不满意他，门就叫不开了；如果这时开门让他进去，则说明姑娘家里已经同意了。婚事谈妥以后，姑娘才允许同小伙子见面，第三支雪茄就是姑娘自己给小伙子点燃的。

在国外许多公共场所不允许吸烟，如博物院、教堂、剧场、商店、会议厅、体育馆、医院、公共汽车等处。在火车、轮船、飞机上分设有吸烟与不吸烟的车厢与座位，并有禁止吸烟的明显标志，一般是画着一支点燃的烟，上面涂个红 X，下面写上"禁止吸烟"。

下面，我们简单介绍一下在国外公共场合吸烟时应注意的一些吸烟礼仪：

1. 禁止吸烟的公共场所不要吸烟。

2. 洗手间不要吸烟。

3. 有空调的房间不要吸烟。

4. 没有烟灰缸的房间不要吸烟。

5. 不要边走路边吸烟。

6. 国外特别是欧美国家一般是不敬烟的，可以说："谢谢，我不吸烟！"或说："谢谢！我自己来。"

7. 学者访问、商业洽谈、老师辅导学生时，即便会客室、会议室、办公室里面有香烟和烟灰缸，但如果对方不吸烟，自己最好也不吸烟。

8. 在可以吸烟的场所，旁边如有女士，若想吸烟时应说："对不起，我可以吸烟吗？"在征得对方同意后再吸。

9. 如果对方不吸烟而向你让烟，你最好也不要吸烟。

10. 自己如果不吸烟，当别人吸烟时，千万不可露出厌恶的神色。

我国少数民族的烟文化

中国自古以来就是一个统一的多民族国家,在几千年的历史发展长河中形成了许多民族的习俗和礼仪,不同民族风俗礼仪也各有不同。我国是一个由 56 个民族组成的多民族的大家庭,在对烟草文化和风俗的传承过程中,我国的一些少数民族对吸烟有许多"规范"性的礼仪,不同民族在吸烟礼俗上多少有些不同,并且在不同时期、不同地区也不尽相同。

傈僳族烟俗

居住在我国云南的傈僳族,无论男女,腰间都要挂一个绣花烟包,否则会被人瞧不起。每逢相聚,人们就会互相敬烟以示亲热。男女青年择偶求爱时,很注意对方腰间的绣花烟包。如果小伙子看中哪位姑娘,就把绣花烟荷包解下来扔给她。姑娘如果答应小伙子的求爱,就会接住烟荷包,并将自己的烟荷包也扔过去;姑娘倘若不同意,不仅不会接烟荷包,而且还会赶紧走开。凡遇婚嫁喜事,傈僳族人都要在送的礼品中放上一包烟末,以示敬重。

在日常生活中,为老人敬烟、点烟是傈僳族人的一种习惯。老人在吸烟时,其抱着特大竹制水烟筒由晚辈点烟的情景是傈僳族一道独特的风景。

哈尼族与烟

哈尼族人一向热情好客。到哈尼山寨做客,不管是哪儿来的客人,也不管到了山寨哪一家,一踏进哈尼族人家的门槛,主人便会主动起身让座,换水烟筒的水,点上自制的火绳,拿着装有烤烟丝的烟盒,请客人吸烟,而且是色黄、丝细、味厚的上好"刀烟"。因为烟丝是用刀切割而成的,所以,哈尼族人称烟丝为"刀烟"。水烟筒,是哈尼族人自己制作的"独筒烟锅"。

说起哈尼人的"独筒烟锅",制作起来简单易行。一般先取一根长约六七十厘米、口径为 8～10 厘米的粗竹,把中间的竹节打通,只留底节,然后,在竹筒下端四分之一部位凿一孔,插入一根细竹做烟嘴,一副"独筒烟锅"就制作完成。当然,一些讲究的哈尼族人会在烟嘴小孔周围包上一圈铜片,顶端嵌上羊角状小角片,角片中间可以放置引火的东西。而烟嘴用料,有用翡翠的、玛瑙的、琥珀的。烟嘴与烟筒连接处,大都镶金嵌银,下端挂有丝穗作装饰。然而,不管用什么材料,细竹管插入筒身的位置是烟筒好抽与否的关键所在:插入位置过高,会因入水较浅而翻不起水;插入过低,则因入水过深而翻不动水。在细竹管嵌入处的接缝处,哈尼族人或上牛皮胶,或上沥青,讲究的还有上环氧树脂,不漏一丝烟气,不渗一滴水。

接过哈尼主人递过的"独筒烟锅"和"刀烟"后,宾主就围坐在火塘边,烟筒斜置,一手持火捻,把持着烟筒;另一手揉搓一小撮烟丝放在烟嘴上,均匀地盖住小孔,把火捻举到嘴前,噘口一吹,发出"噗"的一声,火捻即应声点燃,燃起了小小的火苗。持火苗点燃烟丝,同时吸气,空气穿过烟丝助燃,只听筒中"呼噜呼噜"水响不止。约二三十秒,烟丝燃尽成灰白色,竹筒里青烟弥漫,然后抬头自肺中呼出烟气。稍歇片刻,再闷头空吸一两口,把筒中残留的青烟吸尽吐出。这一口烟吸后,主人便从火塘边取出茶罐,给客人倒上一杯浓茶,攀谈就在主客之间水烟筒里的"呼噜"声中开始了。

在哈尼族人风俗里,吸烟是很有情趣的。对哈尼族人而言,吸水烟不仅可以满足让感官舒适的需要,还可以调节气氛、逗小孩等等。有时哈尼族人还会用它出出风头:大吸一腔烟气后,舌头抵住上颚,或是用手敲击腮帮,口吐烟圈,只见一个烟圈穿过另一个烟圈,圈圈相连,自大而小,连成一串,吸烟人也煞是得意。

哈尼人吸烟后,不必用手去清除残留在烟嘴上的烟丝,而是轻轻鼓气,将烟筒中的水喷出少许,恰到好处冲走烟锅内的残垢。烟在哈尼族的风俗中占了重要的位置,在哈尼族人家的"簸给"(祭祖)处,设有祖宗牌位,立牌位处放的是为长辈备用的水烟筒、烟丝、火绳等。哈尼族人的生活因为有烟相伴而变得怡然自得。

布朗族烟俗——"串姑娘"

居住在云南双江县和墨江县的布朗族男女皆嗜烟。其不论男女,成年后都要备上自己的"烟锅"。"烟锅"用沙土制作,然后用火进行"热处理",再用细竹管配上杆儿即成。"串姑娘"是当地的一种习俗,指成年男子到姑娘家串门,是青年男女进行感情交流的最好机会。当小伙子来到姑娘家,入座后,姑娘即以烟、茶相待。

"好花才有很多的蜜蜂来采蜜,好姑娘才有很多的小伙子来串门。"这是布朗族人的一句俗话。如果到了深夜,姑娘家还是"门庭若市",姑娘的父母不但不会厌烦,而且还会感到光荣。这一类姑娘找对象难免要挑挑拣拣,直至找到自己真正中意的才会向他大胆表露心迹。当然,如果哪一位姑娘动作缓慢,就会被认为是懒惰者,那是很不光彩的;如果拒绝去招待小伙子,就会遭到人们的谴责。

"串姑娘"时,姑娘的第一碗茶是敬给心上人的,第一锅烟也是敬给心上人的。但是,如果敬上来的第一碗茶和第一锅烟并不是接连而至,姑娘也没有含情脉脉的眼神,小伙子便明白自己不会成为姑娘的心上人。

鄂伦春人的烟俗

新中国成立初期,由于生活水平较低,鄂伦春人买来旱烟种子,学习汉族人的耕作方式,在自家田地里撒种,基本上实现了自种、自晒、自给。20 世纪 80 年代后期,旱烟种植减少,但鄂伦春人吸烟人数有增无减,品种也由单一的旱烟转向各种品牌的卷烟。

心灵手巧的鄂伦春人利用桦树皮和猎取的珍贵兽皮,制作传统烟具。独具民族特色的烟袋锅、桦皮烟盒、兽皮烟荷包等物,制作精美,经久耐用。

鄂伦春人利用一种"空心树"的茎制作烟杆,树根制作烟嘴;鄂伦春妇女用特别的歼骨器(拉克拉温)在桦皮烟盒上雕刻精美的图案,图案多为卷云、花草和几何图形,绘成红、黄、黑三种颜色,表示喜庆、吉祥和坚贞的爱情;在皮制的烟荷包上饰以华美的刺绣,颇具民族特色。

鄂伦春族是热情好客的民族。不论本族人还是外族人,只要来到主人的"斜仁柱"(鄂伦春人的传统住宅,是用 30 多根木杆搭成的圆锥形的帐篷)前,主人都会热情招呼,把客人请到"斜仁柱"中坐下,先把客人的烟袋接下来装上烟,点燃后递给客人吸用,或敬上卷烟。客人临走时要用自己的烟袋装上烟或敬支烟,请主人吸用,方可离去。

畲族烟俗

浙江丽水地区的畲族称吸烟为"食烟酒",这里的烟俗丰富多样。新中国成立前,几乎每户人家的前厅都放着一个或几个陶制的火盆,里面装满发着微光的炭火,以供点烟筒用。畲族有一种 1 米至 1.5 米左右,配银、铜或玉质烟嘴的长烟筒,只有族长和村里辈分高的男人才有资格使用,是权威的象征。

烟筒嘴的配备亦有讲究。只有经过"传师学师"仪式(又称"做聚头"或"做阳")的人,其使用的烟筒才可配备烟筒嘴。"传师学师"是表现畲民对始祖和部落领袖崇拜之情的一种具有浓厚宗教色彩的民族传统活动,由畲族法师主持,设香案、挂福图、供师爷杖,由法师带领学师者边歌边舞,演示畲族祖先上山学法、行军打仗及狩猎等活动,整个过程要持续三天三夜。新中国成立后,只有少数畲民进行这种活动,同时长烟筒的使用和烟筒嘴的配备也没有那么多讲究了。

畲民在家吸烟,一般在中堂的边房,这是吃饭、会客之处。客人到畲民家时,主人会拿出自己家最长的烟筒装好烟恭恭敬敬地递给客人,然后从火盆中夹起炭火或划燃火柴为客人点烟,以示对客人的尊敬。如有数客同到,则先敬其中的长者。客人一般不推辞,但不宜连吸好几锅。客人递还烟筒时要站起来双手捧还;离去时必须将烟烬在火盆边磕尽,以示不带走主人的火种。客人如在厨房灶前火塘边就座,则表示与主人亲热,双方可随意在火塘吸烟,交谈也随便得多。畲民从不在中堂祖宗牌位前吸烟。他们认为,面对祖宗牌位吸烟,是对祖宗的不敬;背对祖宗牌位吸烟,是对祖宗的最大不敬。

传说深山老林中的鬼怪"山魈"非常喜欢吸烟,听到有人说吸烟就会跟来,让人产生不测祸患。因此,在山上劳动的畲民招呼同伴吸烟时,不说"食烟酒"而说"吹火筒"。

土家族烟俗

鄂西南烟草种植近 400 年的悠久历史中,土家族人们创造和发展了具有容美土家、鹤峰特色的烟事文化,形成了独特的烟俗和歌谣,且丰富多彩,原汁原味。土司田舜年进京觐见康熙皇帝时所带贡品,除了白溢的米、白鹤龙井茶,还有红渔(今五峰县境,古属容美)的烟。

容美田氏土司几乎代代吸烟,土司诗人田九龄的《紫芝亭诗集》中写下多首关于烟的诗词:"云树依微起各天,秋鸿春雁总茫然,长州苑里开花坞,阆阖门前种柳烟";"后金为阙玉为楹,瑶草琪花杂眼明,好是淮南成道后,共携鸡犬踏空行";"秋听黄鹂唤友频,一声才尽一声新,相思空折相思树,怅望无烟寄美人"。土司诗人田玄曾被皇上诰赠为龙虎将军,在他的《秀碧堂诗集》中,记载烟的诗歌也不少,其中有一首寓意深刻:"何年灵物托山隈,凡眼纷纷聚族情,棂里公然成骨董,节间犹竟带风雷,千金无市宁同骏,尺木遥飞迥脱胎,不是神明真已尽,漫将灰劫比仙材";"烟至口喉而出,茶至喉而入,相交口舌间,亦可共心腹"。明相国王安之在田舜年的《田氏一家言》序作中写下"耕烟种瑶草,自得世外香"的名句。这其中的"瑶草"、"烟霞"即是诗人对土烟和吸烟叶吞云吐雾自得境界的生动描述。

无论土家族还是后来迁入的苗族、白族、汉族、蒙古族成年男女,向以吸食土烟为主。在民间交际礼仪中,敬烟习俗尤为突出,接待客人时,不论男女、贫富,都必须敬烟筛茶婚庆喜事。老人去世后人办理白事,敬烟均有约定成俗的规矩。容美土司是个强悍的民族,民间爱种土烟,酷爱吸烟,视为一种人生享受和交往的载体,自称:"住在高山尖,抽的兰花烟,吃的洋芋果,烤的转转火";"家住深山坡,煮的苞谷托,喝的河渣汤,抽的兰花烟";"寸余纸卷裹香烟,二指夹烟吸味鲜,倘使燃烧将近口,舌焦唇敝火连牵";"捏得紧,装得松,点明火,吹要凶(吸食水烟)";"马棒烟袋细细通,两人相恋莫漏风;燕子衔泥口要紧,蚕儿挽丝在肚中";"乡里佬儿下山来,手里撑着长烟袋,稀奇古怪逗人爱"……

诗歌和歌谣是土家族儿女长期生活积累的结晶,同属本土烟事文化。诗歌的艺术性、知识性高于歌谣,歌谣的原汁原味和趣味性胜于诗歌,它们在同一文化领域里表现了极强的生命力。

彝族烟俗

这是滇中南彝族的一种特有传承文化,主要流传于通海彝族聚居的民族山区。其主要形式是由甲村的小伙子邀请乙村的小姑娘进行唱情歌联谊,用类似于"击鼓传花"的形式,边吸水烟筒边唱山歌,传到谁手里谁唱不上来,就吸一口水烟筒。这个习俗已经有数百年历史。

满族烟俗

烟在辽宁满族婚俗中占有重要地位。依满族旧俗,子女到了成年才由父母为他们商议婚事。男女两家同意后,男方派出一人去相看女方,女方就会叫待聘的女子为来客装一袋烟。《中华全国风俗志·奉天》篇"相看"中有诗云:"十五娇娃未上头,初闻相看意含羞。装烟低首归房去,早饭谁知留不留?"①相看的那天,如果来客留在女方家用饭,则表示与女方订下婚约。

订婚的女子要着盛装去见男方的尊长,见面时要用旱烟袋装烟依次相敬,谓之"装烟";男方的尊长要给赏钱,谓之"装烟钱"。礼毕,欢宴而归,次日再行聘礼。

结婚之日,新娘拜过天地之后便更换衣服出来见客,并为每一位客人装一次烟。按礼数客人要给钱以示祝贺,称作"拜钱"。故有诗云:"发挽金钗头贴钿,亲劳玉手为装烟。晚来簿子分明记,多少何人出拜钱。"②

蒙古族的鼻烟壶

蒙古族的"嗅鼻烟壶"的礼仪,非常富有民族情趣。蒙古族至今重视鼻烟和鼻烟壶的原因有二:一是蒙古族嗅鼻烟同喇嘛教有关,喇嘛教律规定不许吸烟,但有烟瘾的教徒同烟草又结下了不解之缘,只得以嗅代吸,既过了"瘾",又不违反戒律;二是鼻烟适合蒙古人生活的环境,不便于用烟筒抽烟。

蒙古族鼻烟壶的形式多样,有的像小鸭梨,有的像小桃,

---

① 胡仆安主编:《中华全国风俗志》第一卷,上海大达图书社,民国版。

② 同上。

有的像小柿子。壶上的图案绚丽多彩,细腻古雅,有飞龙奔马,有摔跤射箭,有奇珍异兽,有翩翩起舞的青年男女。制造壶的质材最常见的是木料或金、银、铜,也有玛瑙、玉石、翡翠、珊瑚、琥珀。壶内装有烟粉或卫生药品,嗅一下可以提神。鼻烟壶通常装在一个长六七寸、宽四五寸的袋子里。袋子多为绸缎所制,上面绣有美丽的图案。在蒙古包做客时,殷勤好客的主人常常拿出鼻烟壶给你嗅一嗅或同客人交换着嗅。

瑶族人的传烟和恋烟

我国瑶族求婚形式多种多样,比较古老的求婚形式叫"传烟"。居住在勐腊县的瑶族,青年男女的婚事都由父母包办,父母要暗地里为儿子物色对象,一旦发现了合心意的姑娘,便通过熟人向女方父母传递青烟一叶,以示求婚。

阿昌族烟俗

阿昌族有一种特殊的游戏叫"腊撒",在阿昌族的青年男女中十分流行,它既是友谊的象征,又是青年男女结成佳偶的桥梁。"腊撒",就是换手艺的意思,大致可分为"相送"、"回礼"、"赠送"、"刹水"四个阶段。

阿昌族的年轻人在对歌过程中,如果姑娘或小伙子相中了对方,就请对方收下自己的烟盒,这叫做"相送"。如果女方有意接受了男方的烟盒,就把缀着蚂蚱花的"绢迈"(披巾)加上一包香烟、火柴等,用纸包好,再用彩线结个活扣捆好送给小伙子;如果没有看中对方就结个死扣,此为"回礼"。如果姑娘同意,小伙子就把自己雕刻的银簪拴上两颗串有彩色珠子的蚂蚱花送给姑娘,或用手镯、银链、银扣,再加上几颗水果糖包装好,请人捎给姑娘,这就是"赠送"。如果姑娘同意与小伙子结婚,就用亲手织的"阿昌布"做成一件对襟衣送给小伙子。如果姑娘无意,就到商店买一只枕头相送,表示赠礼道歉,请男方另选对象,此为"刹水"。

朝鲜族烟俗

朝鲜族素以讲究礼仪而著称，说话、走路、吃饭有一定的礼仪，就连吸烟也不例外。晚辈不能当着老人的面吸烟，若是老人遇见晚辈正在吸烟，也都主动回避。不许向老年人借火吸烟，更不能接火。

高山族烟俗

居住在台湾省的高山族几乎人人都喜欢饮酒和吸烟，而且酒量和烟瘾都很惊人。他们吸的烟是用自己种的烟叶卷成的，约有 23 厘米长、3.3 厘米粗，就像一支大香蕉。同时，烟、酒和槟榔也是高山族人招待客人的上等东西，到朋友家去做客，客人对主人的招待无论好坏必须尽量应酬。

拉祜族烟俗

聚居在云南澜沧江畔的拉祜族，不分男女老少都有抽烟的习惯。他们抽烟的形式有多种，有的抽卷烟，有的抽烟锅，也有的抽大竹筒水烟。有时候人们会发现这样的情形：母亲嘴上叼着一个烟锅，背上背着孩子，孩子嘴上也抽着烟锅，烟锅就搁在母亲的肩上。拉祜族男女老少爱抽烟的原因有二：山区林深草密，蚊虫较多，经常抽烟能驱赶蚊虫；拉祜族人认为大人能吃的东西，小孩同样应得一份，因此孩子从小就抽烟。

在傣、景颇、阿昌、傈僳、佤、拉祜等少数民族中，都有敬嚼烟的习俗。每逢聚会、串门或闲坐聊天，无论男女皆互相敬送嚼烟，以表示友好和尊敬。嚼烟由烟丝、芦子、熟石灰和"撒儿"（由槟榔根、李树皮、栗树叶熬制而成）等配料。嚼时各取一小部分放入口中慢慢咀嚼，直到满口充满红色的混合液时，再连渣一起吐出。由于嚼烟所产生的混合物具有消炎止痛的功效，对口腔和牙齿有一定的保护作用。

烟草发展史之最

世界烟草之最

最早的烟草种植者:葡萄牙人。他们 1548 年开始在巴西种植烟草(一说为美洲的印第安人)。

最早发表的吸烟和种植烟叶报告:柯弗兹征服墨西哥后,于 1519 年发表了《阿兹台克人吸烟习惯及种植烟叶的报告》。

烟叶种植面积最大的国家:中国。每年烟草种植面积在 1500～2000 万亩之间。

最早种植白肋烟的国家:美国。1864 年在俄亥俄州种植。

最大的白肋烟生产国:美国。白肋烟产量约占世界总产量的 30%。

最大的烤烟生产国:中国。

最大的香料烟生产国:土耳其。

最大的烟草生产洲:亚洲。全世界 10 大烟草生产国有 7 个在亚洲。

最早建立烟叶工厂的人:亚美尼亚人杰班弗斯发卡法。于 1520 年在赛维利亚被英国皇家授予特权建立烟叶工厂。

最早使用水烟袋的国家:土耳其。而后流行到世界各地。

最早的制盒机:1899 年问世,当时只能向空盒装卷烟,1900 年才出现有制盒和装烟功能的机器。1924 年出现了透明纸外包装机,而后相继出现条包机、装箱机。

最大的卷烟生产国:中国。1995 年全国卷烟总产量达到

3470 万箱。

最早实行烟草专卖的国家：法国。1674 年开始对烟草实行专卖，1810 年正式建立烟草专卖机构。

最早的烟标：1890 年奥匈帝国生产的 20 支铁听卷烟"尼尔"牌。该烟标现存于意大利烟草博物馆。

世界烟标之最

世界上第一张烟标是芬兰于 1860 年印制的，名为"小加衣"。

世界上最早的烟标是 1880 年奥匈帝国的烟草制造商为扩大商品影响，在卷烟制品上贴上一个标志，制造了"尼尔"牌卷烟，而后为世界各国卷烟厂商所效仿。

最早传入中国的烟标是"品海"牌烟标，1889 年由美国人菲里斯克带到上海试销。

中国最早的烟标是 1902 年由天津北洋烟草股份有限公司生产的"龙球"牌烟标。

世界上使用时间最短的烟标是日本的"纪念日"烟标，仅在市场上销售了一天。

中国历史最悠久的烟标是"龙凤"牌和"阔佬"牌手工雪茄烟标，起源于清朝光绪末年。

世界上收藏烟标最多的是世界收藏协会总部 1985 年评出的烟标收藏世界冠军，其收藏量为 14 万种。

世界上最大的系列烟标是日本的"七星"牌，已有 2000 多个品种，还将继续增加新品。

世界上烟标品种最多的是中国，我国已有 90 多年的卷烟生产史，生产、使用过的烟标 10000 多种，新品还在不断产生。

世界上香烟支数最少的烟标是日本的"明治的月挂"，仅装一支香烟，是专门用来赠送给顾客的。

世界上最讲究材料坚固和密封的烟标是英国铁听烟标，

有些铁听香烟存放四五十年后仍烟味芳香,可谓烟草工业的一大奇迹。

中国最大的烟标是四川什邡光明雪茄烟厂生产的"国宝"牌雪茄烟标,烟盒长 28 厘米,宽 10 厘米,内装 25 支雪茄。

世界上最值钱的烟标是曾畅销 30 年不衰的名为"甜蜜的卡波罗"系列香烟烟标,1985 年一位收藏家在美国纽约以 2.55 万美元的高价卖出。

中国烟草之最

最早的卷烟厂——美商老晋隆洋行卷烟厂,1891 年开办于天津。

最早的民族资本的卷烟厂——湖北宜昌茂大卷叶烟制造所,1899 年由广东商人兴办于宜昌。

最早的民族资本的机制卷烟厂——北洋烟草公司,1902由清朝直隶政府和天津、北京商人集资办于天津。

最早的烟草机械厂——英美烟草公司浦东厂铜匠间,1916 年开办于上海。

最早的烟叶复烤厂——山东二十里铺烤烟厂,1917 年英美烟草公司于山东兴办。

最早的铝箔纸生产厂——英商中国包装品有限公司浦东厂,1922 年开办于上海。

最早的卷烟印刷厂——英美烟草公司浦东印刷厂,1919 年开办于上海。

最早的卷烟纸生产厂——民丰造纸厂,中国商人竺梅先、金润痒于 1927 年购进嘉兴禾丰造纸厂,并改名为民丰造纸厂。1935 年,经工程师褚凤章、陈晓岚与奥地利工程师恩槎共同研制出"船牌"卷烟纸。翌年经国民政府工商部批准,享有卷烟纸制造专利权。

最早成立的烟草专卖局,1942 年成立于重庆。

新中国成立前最大的外商烟草企业——驻华英美烟公司，其在中国各地有 11 个卷烟厂、6 个烤烟厂。

新中国成立前最大的民族资本的烟草企业——南洋兄弟烟草公司，1905 年由华侨商人简照南兴办。该公司先后在上海、香港、汉口、广州、重庆等地设立烟厂，并开展印刷、选纸、制罐等业务，在河南许昌、山东坊子等地设收烟厂和复烤厂。

第一家建立卷烟出口专门车间的烟草企业——昆明卷烟厂 1988 年设立专门车间生产出口日本的"三七"疗效型卷烟。

第一家中外合资企业——华美卷烟有限公司，由厦门卷烟厂、厦门经济特区联合发展有限公司和美国雷诺士、纳贝斯市（中国）有限公司于 1988 年 10 月 28 日正式投产。

第一家醋酸纤维生产厂——中美合资南通醋酸纤维有限公司，由中国烟草总公司江苏省公司与美国赫斯特·塞拉尼斯公司联合兴建，1990 年 5 月 15 日正式开业。

第一家聚丙烯过滤嘴丝束生产厂——无锡市全成纤维总厂，1988 年 9 月 6 日，通过江苏省科委组织鉴定。同年 12 月 10 日，又通过国家烟草专卖局、中国烟草总公司新产品鉴定，成为我国首先生产烟用聚丙烯过滤嘴丝束的定点厂家。

最大的行业综合性高等院校合肥经济技术学院，1985 年筹建，1989 年正式招生。

最大的 BOPP 薄膜生产厂家——贵州西众（中外合资）塑胶有限公司，拥有 2000 万美元注册资本，年产双向拉伸聚丙烯（BOPP）薄膜 8000 吨。

最大的卷烟厂——玉溪卷烟厂，在国务院经济发展中心《管理世界》中国企业评价中心 1987 年、1988 年、1989 年中国最大企业评价中，均列烟草行业之首。

最大的雪茄烟生产厂——四川省什邡烟厂，诞生于 1918 年，也是目前国内生产雪茄烟最早的厂家之一，年产量达 20 万箱。

最大的烟叶复烤厂——山东省潍坊烟叶复烤厂,原为英美烟公司二十里铺复烤厂(见前),"七五"之后,年复烤烟叶达60万担。

最早成立的乡镇级烤烟协会——于1990年成立的云南弥勒虹溪镇烤烟协会,有会员100多人。

首批晋升为国家二级企业的卷烟厂——上海、杭州、长沙、玉溪、龙岩5家卷烟厂,于1988年经国家级评审,被评定为国家二级企业。

中国唯一的鼻烟生产厂——四川省西昌鼻烟厂,于1986年试生产。

最早的卷烟工业印刷厂——上海烟草工业印刷厂,始建于1930年,前身为英美烟公司印刷厂。

名牌最多的卷烟厂——云南省玉溪卷烟厂,生产12个牌号,其中"红塔山"牌荣获国家优质产品银质奖;"阿诗玛"、"恭贺新禧"、过滤嘴"红梅"荣获全国烟草行业优质产品;"玉溪"、"新兴"、精"红梅"、嘴"翡翠"、"金沙江"获云南省优质产品,优质品占总产量的81%。

最大的省级烟草公司——河南省烟草公司,辖17个烟草分公司,119个县公司,16家国家定点卷烟厂,30家卷烟复烤厂,全公司职工达5万余人。

第一家全部生产甲级滤嘴烟的卷烟厂——深圳卷烟厂,1988年9月开工。

出口品种最多的卷烟厂——北京卷烟厂,出口卷烟达4个牌号(金健、长乐R、中南海、北京)8种规格。1988年前占全国出口量的一半。

第一家烟草储运专业公司——上海市烟草储运公司,于1986年12月成立。

第一家集技工贸为一体的香料公司——海南宝路国际香精香料有限公司,由中国烟草总公司及海南省公司、香港天利国际经贸公司筹建,1991 年 1 月开业办公。

单品种出口创汇最高的卷烟厂——广州卷烟二厂,1990 年直接出口"双喜"牌过滤嘴香烟 18371 箱,"羊城"牌过滤嘴香烟 1600 箱,出口创汇 800 万美元。

最早种植晒烟的地方——16 世纪明朝万历年间自菲律宾的品宋传入,并移植于福建漳州、泉州等地。

最早种植烤烟的地方——1900 年(清光绪二十六年)在台湾省开始种植。

大陆最早种植烤烟的地方——1913 年,英美烟公司在湖北的光化和老河口、山东的潍县坊子建立了美烟种子试验站,于翌年在坊子获得成功。

最早种植白肋烟的地方——1956 年起先后在山东、湖北、广东、河北、河南、四川等省广泛种植。

最早种植香料烟的地方——1951 年在浙江省新昌县开始种植。

最早获国际奖的烟叶——黄风晒烟,曾获 1915 年巴拿马国际博览会和 1927 年太平洋博览会奖。

最早达到世界优质烟叶水平的县——河南宝丰县,该县是中美合作改进提高中国烟叶质量试点县,其产品已打入国际市场。

最大的烤烟基地——云南省曲靖地区,种植烤烟 85 万亩左右。年产烟叶 20 万担,约占全国的 7%。

最大的白肋烟基地——湖北省鄂西土家族苗族自治州,种植白肋烟 20 万亩以上,年产近 60 万担,产量、质量居全国第一。

最大的香料烟基地——浙江省嵊县、新昌县,1987 年两县收购烟叶 1350 吨。

最大的烟叶生产省份——河南省,常年种植面积在 300 万亩左右,产量 8 亿斤左右,其中 40% 外调。

最大的烤烟出口省份——山东省,年出口量占全国出口总量的 50％以上。

最大的卷烟生产省份——云南省,1988 年生产卷烟 355 万箱,产值 29 亿元,居全国之首。

最早输入中国的卷烟品种——"品海"牌 10 支装香烟,1889 年由美国人菲里斯克带到上海试销。

最早自行生产的卷烟牌号——"龙球"牌香烟,由北洋烟草公司于 1902 年生产。

目前历史最久的卷烟牌号——"龙凤"牌、"阔佬"牌手工雪茄卷烟,起源于清朝光绪末年,目前由山东兖州雪茄烟厂生产。

最大的烟盒——四川什邡光明雪茄烟厂生产的"国宝"牌雪茄烟,烟盒长 28 厘米、宽 10 厘米,内装 25 支烟。

获国家最高荣誉的香烟——上海卷烟厂生产的 84m"中华"牌过滤嘴香烟,1987 年荣获"国家优质产品"金质奖。

最早的药物烟——南京卷烟厂生产的"洋金花"牌香烟,50 年代受南京市药材公司委托以适量的洋金花等中药材配以烟叶卷成。

首次运用活性炭复合嘴棒的低焦油香烟——上海卷烟厂生产的"高乐"牌过滤嘴香烟。

首先运用水松纸激光打孔的香烟——北京卷烟厂 1986 年运用水松纸激光打孔技术生产出"金健"牌过滤嘴香烟。

近代最有名的卷烟——上海华成烟草股份公司生产的"美丽"牌香烟。1925 年华成公司以上海一走红戏剧女演员剧照为装潢图案,因质高价廉,名声大噪。

中国最早介绍烟草的书籍——明朝张介宾的《景岳全书》。

中国最早记录引种烟草的著作——明朝姚旅的《露书》。

中国最早吟咏烟草的诗歌——明朝方文的《都下竹枝词》。

中国最早介绍鼻烟和鼻烟壶的著作——清朝王士桢的《香

相笔记》。

中国最早的烟草专著——清朝汪师韩的《金丝录》。

中国最早研究鼻烟和鼻烟壶历史的专著——清朝赵之谦的《勇卢闲诘》。

中国最早的烟草诗专集——清朝朱履中的《淡巴烟百咏》。

中国最早介绍水烟袋的著作——清朝陆耀的《烟谱》。

中国早期最有影响的烟草专著——清朝陆耀的《烟谱》。

中国最早谈论卷烟和烟税的专著——清末秦辉祖的《烟草刍议》,1909 年出版。

中国最早的卷烟诗——清朝张焘《津门杂记》录"前人"诗《烟卷》。

中国最早谈论烟草专卖的文章——清末盛宣怀的《臻载泽、绍英、陈帮瑞函》。

中国最早谈论烟税沿革及税收制度的著作——李国藻的《烟酒税法提纲》,1916 年出版。

最早介绍英美烟公司在华情况的专著——《英美烟公司在华事迹纪略》,1925 年出版。

最详细介绍英美烟公司在华情况的专著——上海社会科学院经济研究所编《英美烟公司在华企业资料汇编》,1983 年出版。

最详细介绍南洋兄弟烟草公司的史料——中国科学院上海经济研究所,上海社会科学院经济研究所编《南洋兄弟烟草公司史料》,1985 年出版。

最早介绍制烟技术的专著——《制烟学》,1948 年出版。

新中国成立后最早介绍烟草行业史的著作——上海国营中华烟草公司编《上海卷烟工业概况》,1950 年出版。

新中国成立后最早介绍厂史的资料——哈尔滨卷烟厂编《1904～1950 年哈尔滨烟厂简史》,1957 年出版。

中国最早介绍烟厂工人斗争史的著作——中国上海卷烟

一厂委员会宣传部编《战斗的五十年——上海卷烟一厂斗争史话》，上海人民出版社 1960 年出版。

最详尽论述鼻烟壶渊源、历史及影响的专著——朱培切、夏更起编著的《鼻烟壶史话》，紫禁城出版社 1988 年出版。

最全面介绍烟草综合知识的读物——符树民编著的《烟草知识四百问》，1987 年出版。

第一部谈论、介绍烟草文化的著作——杨国安编著的《中国烟草文化集林》，1990 年出版。

第一部比较完整的大型烟标图样汇编——《中国烟标总汇》，1989 年出版。

第一部载有烟草知识的台历读物——湖南省烟草学会及株洲分会编辑的 1991 年《烟草台历》。

最早的烟草专业报纸——《北清烟报》，1916 年创刊。

最早的烟草专业刊物——《烟草》月刊，1947 年 2 月创刊。

烟草行业最大的综合性专业刊物——《中国烟草工作》，1985 年 8 月创刊。

第一份对外交流、宣传烟刊——《中外烟草》，1988 年 9 月创刊。

烟草行业最大的科技刊物——《烟草科技》，1971 年创刊。

烟草行业最大的烟草栽培、开发的综合性专业刊物——《中国烟草》。

最早一份地方性烟刊——《贵州烟草》，1972 年创刊。

中国最早介绍烤烟及种植方法的专著——牛森的《美种烟叶指南》，1934 年出版。

烟草发展现状

自哥伦布把烟草种子从美洲带回欧洲后,世界烟草业的发展已经历了 500 多年的风风雨雨并取得了巨大发展。20 世纪 20 年代,吸烟已成为一种时尚。至 20 世纪 50 年代,吸烟达到了风靡全球的顶峰,在烟草的发源地英国,75% 的男人和 50% 的成年妇女吸烟,人均每天吸 18 支香烟;美国人平均每天吸 10 支。但许多发达国家已经对烟草采取了许多控烟措施,并起到了一定成效。现今全球吸烟人数约 13 亿人左右。烟草制品的消费者约 11.5 亿人,其中有 8 亿多人生活在发展中国家,而中国有大约 3.6 亿烟民,占中国人口的 26%,几乎相当于全球的 1/3。

目前,烟草行业已发展成为一个非常庞大的产业。迄今,世界上生产烟叶的国家有 120 多个,生产卷烟的国家也超过了 120 个。全球烟叶年生产总量约 700 万吨左右。主要的生产国家有中国、美国、巴西、津巴布韦等国。其中,中国和美国的烟叶产量最大,中国居世界第一位,美国次之。巴西的烟叶出口目前位居世界第一位。

全世界卷烟产销量 2002 年达 55543 亿支(合我国 11109 万箱)。世界卷烟生产年销售额已超过 4000 亿美元。全球卷烟消费总量目前仍处在小幅度增长状态。卷烟年生产量和消费量均超过 1500 亿支的国家目前有 6 个:中国、美国、俄罗斯、日本、印尼、德国。卷烟出口大国目前主要是:美国、德国、英国、荷兰、俄罗斯、印尼、巴西、土耳其、菲律宾,这些国家卷烟的产量较大幅度高于消费量。卷烟进口大国目前主要是:日本、意大利、西班牙、法国、伊朗、波兰、乌克兰等。

一些大型跨国烟草工业公司在世界经济中占有重要地位。1997 年美国《财富》杂志公布的以 1996 年总营业额排名的全球 500 家大型公司中,美国菲利浦·莫里斯(PM)公司排名第 30 位,年销售收入为 545.53 亿美元,利润高达 63.03 亿美元。按利润排名为世界第 4 位。1998 年 PM 在全美 500 家公司中排名第 9 位。

当今世界烟叶市场和卷烟市场存在着向少数国家和部分大型跨国烟草公司集中的态势。1997 年卷烟出口量超过 20 万箱的国家只有 15 个,但出口总量已达 1958.2 万箱,占世界卷烟出口总量的 88.81%。其中超过 100 万箱的 9 个国家的总出口量为 1756.9 万箱,占世界总出口量的 80%。其中美国卷烟出口量为 480 万箱,占世界总出口量的 21.77%。1998 年美国 PM 公司生产的"万宝路"牌卷烟一个牌号,总销售量高达 920 万箱,除在美国本土销售量 328 万箱之外,在国外市场的销售量达到了 592 万箱。

中国一直以来都是烟草大国。我国烟草生产、烟草消费、吸烟人数均为全球首位。我国烟草生产 3300 万箱(每箱 5 万支),是第二烟草生产大国美国的 4 倍,是全球烟草市场的 31%;我国吸烟人数 3.2 亿,占世界吸烟总人数(11 亿)的 1/4 还要多。有关数据表明,从 1987 年起,烟草一直是中国第一大税源。2002 年,中国烟草行业上缴利税 1456 亿元,占中国财政收入的 8%。2004 年中国烟草行业累计实现利税超过 2100 亿元,与 2000 年相比翻了一番,烟草业税收占全国总税收的 10%。2005 年增长到 2400 亿元。

由于烟草是高税利产品,烟草行业的税收成为各国政府财政收入的重要来源之一。据 1992 年统计,全世界由烟草行业提供的税收总额约占各国政府财政收入的3％。发展中国家的烟草税收占财政收入的比例基本上都超过6％。1997年烟草业为各国政府上缴的直接税收为1250亿美元（仅指消费税）。烟草行业还为各国创造了大量的就业机会，如：中国烟草行业为3000万人提供了就业机会（1996年数字）；印度为2600万人提供了就业机会（1998年数字）；1995年美国烟草业创造了超过306万个以上的就业机会。世界上超过1.8亿人用于维持生活的收入直接来自于烟草行业。正是烟草的这种高税收和高利润，使烟草这一行业在一定时期内得到了大力的发展，但烟草给我们的社会带来的负面效益也许大家都没有发觉。

"烟草使用、疾病、争辩和公共行动"这个在世界上发达国家中已经很熟悉的循环现在正在发展中国家开始。实际上，今天的发展中国家吸烟的人数越来越多，与此有关的疾病也明显增加。各国政府不能等到普遍的辩论后再采取行动，现在应该认识到吸烟的危险并采取行动防止香烟的危害。在工业国家中，吸烟的人要比过去少得多。但据尼日利亚专家菲米·皮儿兹列举非洲的统计数字表明：在乌干达的大学中有31％的学生吸烟。在加纳的一个村庄里的30～54岁的人之间有51％的人吸烟。在拉各斯20岁以上的男人中有41％的人有吸烟习惯。菲米·皮儿兹医生也强调在中学生中有相当多的孩子吸烟。世界卫生组织相信肺癌的流行是因为香烟在很多的发展中国家迅速增加的结果。比如印度在1970～1980年之间烟的总消费量增加4倍，巴布亚新几内亚从1960年到1980年增加了3倍，在巴西，1981年共吸掉约1350亿支烟。与此同时，与吸烟有关的疾病造成死亡的人数比其他死因要多。

与发达国家不同的是，在发展中国家中出卖的香烟中含有很高的焦油和尼古丁。以菲律宾和美国的香烟相比较，前者的煤焦油含量要比后者高出 50％，尼古丁含量要高出两倍多。在中国、印度和巴基斯坦出卖的香烟中，焦油和尼古丁含量都高。1983 年第五届世界吸烟与健康大会建议，含有 20 微克以上焦油量的香烟应停止在世界范围内生产和出口，所有的香烟以及烟草制品应带有健康警告并明确地标出焦油、尼古丁、一氧化碳含量。

　　烟草在发展中国家里是一种出口赚钱的作物，一些国家机构对这些作物的发展也给予援助，很多政府从烟草征税中获益。然而，长期的疾病、丧失工作日和消耗资源的损失将比烟草收入的短时期利润更大。发展中国家可以把提倡不吸烟作为初级卫生保健战略的一部分，可以制定广泛的和更好的教育计划，可以对阻止烟草的增长制定法律。政府可与民间的组织在这场斗争中进行有意义的联合，特别是可以组成抗吸烟网的核心，以支持人民群众为改变这些状况的积极性。

　　目前，烟草行业面临着新的形势和挑战。随着社会不断地发展和人们生活水平的日益提高，吸烟影响健康的问题越来越受到人们的关注。尽管尚有不同说法，但大多数国家都在宣传戒烟。世界上规定每年 5 月 31 日为"世界无烟日"，限制在公共场所吸烟，甚至有些国家通过法律禁烟，向烟草公司索赔吸烟造成的巨大损失。连世界上最大的烟草公司，美国菲莫烟草公司也承认吸烟造成的危害。美国、英国的烟民减少了 20％以上，新加坡也采取了很多控烟措施争取成为不吸烟国家。吸烟有害健康已成定论。我国以及很多发展中国家的烟草行业还存在很多问题，只有全社会共同努力，才能真正创建出无烟的和谐社会。

二　吸烟的危害

概　述

　　与人类生存息息相关的四大农作物稻、麦、谷、豆,从发现到普及种植历经了千余年,而从人们发现烟草到吸烟的人们遍及世界,仅仅不过百余年时间。烟草为什么能够成为古往今来传播最快的作物? 这同烟草的特殊功用分不开:其一,烟草具有一定的药用价值。烟草传播之初,人们十分重视它的药用价值。最早提及烟草的有关医书,记载烟草可"辟瘴"、"祛寒",甚至有"疗百疾"之功。沈顾龙《食物本草会纂》道:"烟草火,味辛温有毒,治风寒湿痹,滞气停疾,利头目,去百病。解山岚瘴气;塞外边瘴之地,食此最宜。"其二,烟草为社会交际之物。随着烟草后来的迅速普及,已经偏离了药用的范畴,而成为一种社会交往时的馈赠待客之物。陆耀《烟谱》云:"酒食可缺也,而烟决不可缺,宾主酬酢,先以此物为敬。"①从上层社会到平民百姓,烟同茶、酒已同为待客手段。"相逢开口笑,递上一支烟",烟比酒和茶来得更便当,更自然。其三,吸烟成为一种文化情趣。烟草之普及,成为达官显贵、文人学士们的一种雅好,在庶民劳作者中也不失为一大乐趣。陆耀《烟谱》有吸烟"八宜":"睡起宜吃,饭后宜吃,对客宜吃,作文宜吃,观书欲倦宜吃,待好友宜吃,胸有烦闷宜吃,案无酒肴宜吃。"《安吴四种》云:"作工之人,莫不吸烟,耕耘未几,坐

---

　　①　陆耀著:《烟谱》,昭代丛书道光十三年世楷堂本。

田畔,开火闲谈。"蔡家琬《烟草谱》认为:"士不吸烟饮酒,其人必无风味。"其四,吸烟成为一部分人的生活需要。吸烟者往往同烟草结下不解之缘。清代有人将吸烟的效用归纳为四法:"醒能使醉,醉能使醒,饥能使饱,饱能使饥。"英国加拉赫烟草公司的墙壁上刻着一百多年前一位作家的话:"在所有东西都是制造出来的情况下,没有一件比这件(烟草)造得更好了。它是饥饿人的食物,哀愁人的兴奋剂,失眠人的醅睡,冻得发抖人的炉火。先生,普天之下没有任何香草像它一样。"相当多的吸烟者对香烟爱不释手,吸烟成瘾,有些人甚至嗜烟甚于饭。《四库全书》总纂、著名大学士纪晓岚就曾经闹出过被皇上召见时,烟锅插在靴筒未灭而烧伤皮肉的笑话。正是这些原因,才导致吸烟如此迅速地在全世界传播开来,而且屡禁不止。

烟草与人类已有百年之和,烟草已经愈来愈偏离其本身的药用价值,而成为一种全球性的社会嗜好品。随着社会的进步,"吸烟危害健康"已成为世界各国广泛关注的一个重要公共卫生问题。据报道,每一口烟都在肺里面留下 2 亿至 5 亿个惰性烟尘颗粒。烟草在燃烧时释放的有害成分约 4000 余种,仅吸一支烟的一氧化碳浓度就比工业允许浓度高 840 倍,如果连续吸 10 支烟,其尼古丁含量可致人死亡。世界卫生组织指出:全世界目前有烟民约 13 亿人,每年有 490 万人死于与烟草有关的疾病,占总死亡人数的 1/10,每日因吸烟致死 2000 人,每 6.5 秒就有一个人死于烟草消费。而我国烟民约有 3.6 亿,每年死于吸烟相关疾病者近 100 万人,约占全部死亡人数的 12%,超过因艾滋病、肺结核、交通事故以及自杀死亡人数的总和。如果目前的状况不加改变,那么到 2025 年,这一数字将达到 200 万人,到 21 世纪中叶,累计将有 1 亿中国人死于烟草相关疾病,其中一半将在 35 岁到 69 岁之间死去。青少年现在吸烟者约 1500 万,尝试吸烟者不下 4000

万,均居世界之首。吸烟不仅危害吸烟者本人健康,还会因为非吸烟者被动吸入大量环境烟草烟雾而危害其健康,我国人群中遭受被动吸烟危害的人数高达 5.4 亿,其中仅 15 岁以下的儿童就有 1.8 亿。这些触目惊心的数字,值得每一个活着的人认真思考。

烟草中的有害物质

　　吸烟危害健康已是众所周知的事实。吸烟者吸入香烟的过程,是香烟在不完全燃烧过程中发生一系列的热分解与热合成的化学反应,在这个反应的过程中形成了大量新的物质,其化学成分很复杂,目前从烟雾中分离出的有害成分达 4000 余种,其中主要有毒物质为尼古丁(烟碱)、烟焦油、一氧化碳、氢氰酸、氨及芳香化合物等一系列有毒物质。在烟草中原有的蛋白质、碳水化合物、维生素、氨基酸等人体需要的有益物质,如果把它作为食物将是有益的,但是把它作为香烟,经过燃烧而释放出烟雾灰尘等,就几乎全部变成了有害物质。烟草点燃的烟雾由两部分组成,其中粒相部分占 8%,主要为尼古丁和烟焦油,而剩下的气体部分占 92%,包括大量的氧和氮无害气体和一定量的一氧化碳及微量的致癌、促癌、纤毛毒物质。这些物质有多种生物学作用,会对人体造成各种危害。

尼古丁

　　尼古丁,又称烟碱,是一种无色透明的油状挥发性液体,具有刺激的烟臭味,是吸烟者主要的成瘾源。16 世纪中期,烟草在欧洲各国广泛传播。当时有一位居住在葡萄牙的法国人,名叫尼古特,他对烟草很感兴趣。当他知道烟草不但可以解乏提神,还可以止痛和治疗疾病,尤其对治疗头痛病有疗效时,就自己搞了些烟草种子精心栽培起来。他种的烟草长势好,收成好。法国国王太后嘉赛(1519~1589)得了头痛病,经常发作。尼古特知道后便向太后献上烟草,并对烟草的医疗功能大力宣传。太后知道后十分高兴,并亲自尝试,后来太后的头痛病果真有了好转。这样,她不但信任了尼古特,还爱上了烟草。法国从此在太后的倡议下大面积种植烟草,烟草身价倍增。后来,人们为了纪念尼古特,把烟草中具有特殊功效的烟碱命名为"尼古丁"。

尼古丁会使人上瘾或产生依赖性,是目前最难戒除的毒瘾之一。吸入纸烟烟雾中的尼古丁只需 7.5 秒就可以到达大脑,吸入后使吸烟者感到一种轻柔愉快的感觉,它可以使中枢神经系统先兴奋后抑制。一般情况下,尼古丁在血浆中的半衰期为 30 分钟,当血浆中的尼古丁低于稳定水平时,吸烟者会感到烦躁、不适、恶心、头痛并渴望吸一支烟以补充尼古丁。所以,人们通常难以克制自己,从而重复使用含有尼古丁的香烟,这是许多吸烟者无法戒掉烟瘾的重要原因。香烟中的尼古丁在通过口鼻支气管黏膜时很容易被机体吸收,黏附在皮肤表面的尼古丁被迅速吸收渗入体内。当尼古丁进入人体后,会产生许多作用:如四肢末梢血管收缩、心跳加快、血压上升、呼吸变快、精神状况改变(如变得情绪稳定或精神兴奋),并促进血小板凝集,是造成心脏血管阻塞、高血压、中风等心脏血管性疾病的主要帮凶。大剂量的尼古丁会引起呕吐以及恶心,严重时会导致人死亡。

一支香烟中尼古丁含量随烟叶质量和加工工艺而不尽相同,一般每支含 1.5~3 毫克。吸烟时,约 25% 的尼古丁被燃烧破坏,5% 残留在烟头内,50% 扩散到空间,真正被人体吸收的尼古丁只有 20%,所以有的人即使一天吸几盒香烟也未出现中毒现象。但是,值得大家警惕的是,尼古丁对人体许多器官的刺激损害作用会日积月累,与日俱增。尼古丁长期在体内聚集,会引起很多疾病。尼古丁可引起胃痛及其他胃病;尼古丁会造成血压升高、心跳加快,甚至心律不齐并诱发心脏病;

尼古丁损害支气管黏膜,引发气管炎;尼古丁毒害脑细胞,可使吸烟者出现中枢神经系统症状;尼古丁可促进癌的形成。

一氧化碳

一氧化碳,是一种无色无味的气体,人们常说的煤气中毒,就是指一氧化碳中毒。一氧化碳与血红蛋白的亲和力比氧气高 250 倍,当人们吸入较多的一氧化碳时,一氧化碳与血红蛋白结合形成大量的碳合血红蛋白,而氧合血红蛋白大大减少,造成组织和器官缺氧,进而使大脑、心脏等多种器官产生损伤,造成体内缺氧。

每支香烟燃烧时可产生一氧化碳 20~30 毫克,在香烟烟雾中一氧化碳的浓度约 0.04%,若许多吸烟者聚集在拥挤且不通风的房间内,空气中的一氧化碳浓度可达 0.05%,与血红蛋白的结合力为氧和血红蛋白结合力的约 210 倍,接近发生煤气中毒的浓度。不吸烟的正常人体内碳合血红蛋白浓度大约为 0.5%,而吸烟严重者体内的碳合血红蛋白高达 15%~20%,也就是说有 15%~20% 的血红蛋白丧失了输送氧气的功能,所以一氧化碳被吸入人体后,血红蛋白输送氧气的能力会大大降低,从而导致人体内缺氧。

烟焦油

烟焦油,是一种棕黄色具黏性的树脂,俗称"烟油子"。烟焦油含多种致癌物,能诱发人体细胞突变,抑制人体免疫功能的发挥,而且可附着于吸烟者的气管、支气管和肺泡表面。焦油中的致癌物质和促癌物质,不但会对眼睛、鼻腔和咽喉产生刺激,也会直接刺激气管、支气管黏膜,从而刺激支气管黏膜下腺体的分泌,使其分泌物增多、纤毛运动受抑制,造成气管支气管炎症;焦油被吸入肺后,产生酵素,使肺泡壁受损,失去弹性,膨胀、破裂,形成肺气肿;焦油黏附在吸烟者或被动吸烟者的咽、喉、气管、支气管和肺泡黏膜表面产生物理、化学性的刺激,损害人体的呼吸功能,若积存过多、时间过久可诱发细胞异常增生,形成癌症。

苯并芘

苯并芘,别名:3,4-苯并芘,又称苯并(a)芘,简称 BaP,它是由一个苯环和一个芘分子结合而成的多环芳烃类化合物,是一种高活性间接致癌物。苯并芘还存在于煤焦油、各类炭黑和煤、石油、天然气等燃烧的烟气中,但可被大气稀释,苯并芘释放到大气中以后,总是和大气中各种类型微粒所形成的气溶胶结合在一起,在 8 微米以下的可吸入尘粒中,吸入肺部的比率较高,经呼吸道吸入肺部,进入肺泡甚至血液,导致肺癌和心血管疾病。而香烟中的苯并芘被吸烟者直接吸入或弥漫于室内,浓度很高。在燃烧的一包香烟中,可产生 0.24～0.28 微克的苯并芘。有调查结果表明,生活环境中的苯并芘含量每增加 1％时,肺癌的死亡率即上升 5％。

放射性元素

尽管人们对尼古丁、烟油和其他有害化学物质早已熟知,但大多数人都不愿放弃吸烟这一爱好。美国麻省职业病健康中心主任 T. H. Winters 博士和麻省大学医学中心的 J. R. Di-Franza 博士的研究结果表明,在香烟中含有许多放射性微量元素,它们的辐射作用会对人体造成严重的损害。据估计,对于一个每天抽一包香烟(约 20 支)的人来说,一年抽烟吸入的放射性元素的辐射量等于他一年摄了 30 张 X 光胸片。

烟雾中含有较多的放射性元素,如钋,大量研究发现,香烟中存在致命的放射性元素钋(Po)210,钋-210 具有极强的毒性,对人体的伤害很大,它们在吸烟时挥发,并随着烟雾被人体吸收,在体内积蓄,不断地释放 α 射线,从而损伤机体组织细胞,对人体免疫力造成破坏,为癌细胞生长创造环境。钋-210 不管是通过呼吸、饮用、服用、伤口感染或其他途径进入人体,都会毁坏人体的 DNA 并造成放射性病状。钋－210 没有解毒剂,只需一颗尘粒大小的钋－210,就足以取人性命。烟草烟雾中还含有铅－210、钋－201 两种放射性同位素,吸烟时放射性元素可被同时吸收入肺并沉积体内。它们不断放出射线,长期损伤肺组织。

刺激性化合物

烟草烟雾中还含有多种刺激性化合物,其中有氰化氢、甲醛、丙烯醛等。甲醛已经被世界卫生组织确定为致癌和致畸形物质,是公认的变态反应源,也是潜在的强致突变物之一。研究表明:甲醛具有强烈的致癌和促进癌变作用。大量文献记载,甲醛对人体健康的影响主要表现在嗅觉异常、刺激、过敏、肺功能异常、肝功能异常等方面。氰化氢可以抑制呼吸酶,造成细胞内窒息,有剧毒。丙烯醛有强烈刺激性,吸入后可损害呼吸道,出现咽喉炎、胸部压迫感、支气管炎;大量吸入可致肺炎、肺水肿,尚可出现休克、肾炎及心力衰竭,可致死。实验发现,一支无过滤嘴卷烟可产生丙烯醛 45 微克,氰化氢 $100\sim400$ 微克,它们破坏支气管黏膜,并减弱肺泡巨噬细胞的功能,使肺和支气管易发生感染。

有害金属

烟草烟雾中含有砷、汞、镉、镍等有害金属。烟草烟雾中的重金属化合物以一种叫做气溶胶的形式存在,然后伴随着烟气进入体内。国内有学者进行过相关的研究,发现一支香烟的烟气中,最容易被吸收的重金属是镉,其次是铅,一支烟大概有 46.4% 的镉和 26.4% 的铅会进入肺部。以镉为例,镉蓄积体内,会引起哮喘、肺气肿;微量的镉可杀灭输精管内的精子,影响生育;大量镉进入骨组织,引起骨骼脱钙,变形,变脆,极易发生骨折。1 支烟含镉 $1\sim2$ 微克,其中 5% 被人体吸收。人体每天摄取重金属的正常范围分别为砷 $0.1\sim0.3$ 微克,镉 0.6 微克,铬 0.05 微克。有人粗略地进行了换算,一包普通包装的香烟约含 14 克烟丝,以此次检测中镉含量最高的品牌香烟来计算,抽一包烟就吸进去 35 微克镉,仅仅 3 个月时间,镉就可能累积到足以对人体产生危害的量。另外一个值得我们警惕的事实就是,除了铬含量持平外,中国香烟中的铅、镉、砷 3 种物质都远远高于国外香烟。

其他有害成分

烟草中尚含有多种有害成分,如致癌物质——二甲基亚硝胺、甲基乙基亚硝胺、二乙基亚硝胺、亚硝基吡咯烷、联氨、氯乙烯、尿烷等,促癌物质——甲醛苯醇、脂肪酸等。除烟草本身外,在制成卷烟的过程中,要在原料中加入一些可可、甘草、糖、甘油、乙二醇等调味、湿润、产香、助燃物质。这些添加剂虽然本身无害,但在燃烧过程中却起了变化。例如,在鼠背涂上可可燃烧后产生的烟油,可长出皮肤瘤。甘草中的甘草酸在燃烧后,与其他成分化合,可生成有致癌作用的多环芳烃。糖与烟草一起燃烧后增加了焦油量,而糖燃烧后的产物是烟中的一个重要致癌物。甘油和乙二醇在燃烧后的物质,不但可能使吸烟者患膀胱癌,而且所产生的丙烯醛可抑制气管和纤毛分泌物从肺内排出,从而增加患气管炎和肺气肿的机会,并使患有这两种病的人病情加重。

烟草烟雾中所含有的有害物质称得上是个可怕的冷面杀手,在不知不觉中吞噬着每一个吸烟者和被动吸烟者的健康。因此,每位吸烟者应该警惕,为了您和他人的健康,尽早放弃烟草,选择健康。

吸烟的致癌作用

吸烟致癌已经公认。吸烟者使用的烟嘴内积存的一层棕色油腻物，即烟焦油，俗称烟油。它是有机质在缺氧条件下不完全燃烧的产物。烟焦油是众多烃类及烃的氧化物、硫化物及氮化物的极其复杂的混合物，其中包括苯并芘、镉、砷、β萘、胺、亚硝胺以及放射性同位素等，多种致癌物质和苯酚类、富马酸等促癌物质，虽其量极微，但具有经常、反复、长期的积累作用，它能在它所接触到的组织中产生癌，因此，吸烟者呼吸道的任何部位（包括口腔和咽喉）都有发生癌变的可能。

实验证明：一支纸烟的烟气即足以使一片直径3厘米的泸膜完全变黑，泸膜上的颗粒物质足以引起艾姆氏移码型菌株TA98显著"回变"，如果在纸烟烟雾弥漫的公共场所采集数十升空气量，其中的颗粒物质可以引起同样"回变"的结果和致癌的危险。烟叶烟雾中的多环芳香碳氢化合物，需经多环芳香碳氢化合物羟化酶代谢作用后才具有细胞毒和诱发突变作用，在吸烟者体内该羟化酶浓度较不吸烟者体内该酶的浓度偏高。

吸烟致癌的原因大体上是由以下几方面造成的：烟草在生长过程中，较其他植物容易从土壤、肥料和空气中吸收放射性物质，致使烟草中含有较多的放射性核素。据统计，如果每天吸30支烟，射线对人体产生的年照射剂量，相当于拍100次X光片所积累的剂量。吸烟可直接损伤人体的免疫功能，这种损伤与吸烟者感染和肿瘤发生率升高呈正相关。人体免疫系统之所以能发挥其免疫功能，是因为该系统中有一种自然杀伤细胞——NK淋巴细胞，它可直接抑制和杀灭癌细胞。而吸烟则会导致NK细胞活性降低，吸烟越多，其活性就越低，从而削弱机体对肿瘤细胞生长的监视、杀伤和清除功能。吸烟还能破坏细胞基因：烟草中含有的多种致癌物质，如尼古丁、烟焦油、一氧化碳、芳香类化合物等，这些致癌物质无孔不入地钻入基因碱基中，破坏脱氧核糖核酸的结构，如果不能及时修复，就会将有病的基因传给子代细胞，成为潜在性的癌细胞，当受到刺激后，癌细胞发生大量增殖而形成癌。还有研究发现烟雾中的毒素可直接作用于脱氧核糖核酸，特别是对潜在性癌基因细胞的脱氧核糖核酸破坏更明显，从而促使基因突变，发生细胞癌变，形成癌症。这就进一步解释了吸烟是多种癌症发生的高危因素。

吸烟者，尤其是长期大量吸烟者易患癌症。吸烟造成的致命性疾病约有40多种，其中仅癌症一类疾病就有多种，除了众所周知的肺癌以外，吸烟与唇癌、舌癌、口腔癌、食道癌、胃癌、结肠癌、胰腺癌、肾癌和子宫颈癌的发生都有一定关系。吸烟可导致约85%的肺癌死亡，80%的喉癌、咽癌、口腔癌和唇癌死亡，75%的食道癌死亡，45%的膀胱癌死亡，30%的宫颈癌和胰腺癌死亡和20%的胃癌死亡。几乎50%的男性膀胱癌和肾癌的死亡是由于吸烟所致，吸烟者患膀胱癌和肾癌的危险性比非吸烟者高2～3倍。美国每年4600例宫颈癌死亡者中30%是由于吸烟所致。吸烟者的癌症死亡率比非吸烟者高2倍，而重度吸烟者高达4倍以上。

面对癌症，几乎没有人不是心怀恐惧，但是对癌症的诱发因素，人们又往往不当回事，吸烟就是一个很好的例子。尽管已有大量科学证据说明吸烟会极大增加肺癌等癌症发生几率，会影响寿命，但是仍有不少人对这种说法表示怀疑，舍不得放弃吸烟的嗜好。许多吸烟者辩解说抽烟也有好处，但专家认为，好处只有 1％，而死亡的可能性却增加了 100 倍。吸烟者喉癌发病率较不吸烟者高十几倍。膀胱癌发病率增加 3 倍，这可能与烟雾中的 β－萘胺有关。临床研究和动物实验表明，烟雾中的致癌物质还能通过胎盘影响胎儿，致使其子代的癌症发病率显著增高。美国癌症协会指出：每天吸烟少于 10 支的吸烟者患肺癌的机会是不吸烟者的 5 倍，若每天吸烟多于 2 包，则是 20 倍。全世界每年死于肺癌者高达 100 万人，其中 90％是由吸烟直接引起的。

肺癌

已经公认吸烟是肺癌的重要危险因素，几乎所有的肺癌患者的发病都与吸烟有关。肺癌患者有 75％的因素最后追究到吸烟上。动物实验也证实了吸烟的致癌性。将大鼠暴露于香烟烟雾中，诱发了呼吸道肿瘤。狗的动物实验表明，通过气管切开术模拟吸烟，诱发了肺浸润性鳞癌。用烟凝聚物烟焦油涂抹小鼠和家兔的皮肤，可诱发皮肤乳头状癌和鳞癌；注射于大鼠肺内可引起肺癌。观察也发现，肺鳞癌的发生和吸烟有明确的关系。长期吸烟的人就像拿着一把看不见的小刷子，每天把那些致癌物坚持不懈地刷在自己的气管上，日复一日，年复一年。（如图 1）下面重点介绍一下肺癌的相关知识。

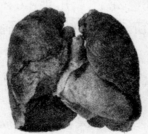 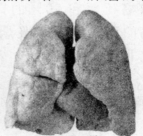

吸烟后　　　　　　　　吸烟前

图 1　吸烟前后的肺对比图

　　肺癌，又称原发性支气管肺癌，肿瘤细胞源于支气管黏膜或腺体，常有区域性淋巴转移和血性播散，早期常有刺激性咳嗽、痰中带血等呼吸道症状，病情进展速度与细胞生物特性有关。

　　每个人身上都有"原癌基因"，这种基因使人在胚胎时期能够生长，但其应该在适当的时候停止起作用，否则人就容易得癌，而吸烟可以使得这种基因再次开始起作用导致癌症。流行病学调查表明，吸烟是肺癌的重要致病因素之一，特别是鳞状上皮细胞癌和小细胞未分化癌。吸烟者患肺癌的危险性是不吸烟者的 13 倍，如果每日吸烟在 35 支以上，则其危险性比不吸烟者高 45 倍。吸烟者肺癌死亡率比不吸烟者高 10～13 倍。肺癌死亡人数中约 85% 由吸烟造成。

　　首先有必要简单介绍一下肺部的正常生理结构。肺是人体呼吸系统最重要的器官，人体共有两个肺，分别位于胸部两边。每侧肺部均由称为支气管的管道与气管相连。肺具有柔软、海绵状的构造特点，因此，人在呼吸时，它可以伸展舒张。肺由被称为裂的深沟分成几部分，每部分各称为一个叶。右肺有两个裂，而左肺仅有一个。肺的内部就像一棵树的枝杈一样，支气管不断分支，越来越细。最细的分支称为细支气管。（如下页图 2）

　　肺癌的分布一般是：右肺多于左肺，上叶多于下叶，从主支气管到细支气管均可发生癌肿。按解剖学部位分类，肺癌可分为中央型肺癌和周围性肺癌，其中发生在段支气管以上至主支气管的癌称中央型肺癌，约占肺癌的 3/4，以鳞状上皮细胞癌和未分化癌较多见；而发生在段支气管以下的癌称为周围性肺癌，约占肺癌的 1/4，以腺癌较为多见。

　　根据各型肺癌的分化程度和形态特征，目前将肺癌分为两大类，即小细胞肺癌和非小细胞肺癌，后者又分为鳞状上皮细胞癌、腺癌和大细胞未分化癌。

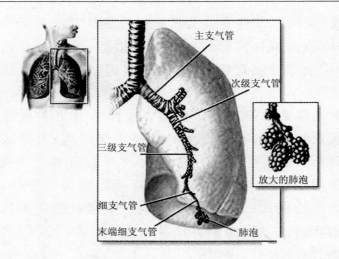

主支气管

次级支气管

三级支气管

放大的肺泡

细支气管

末端细支气管

肺泡

图 2　肺部结构图

1. 小细胞未分化癌(简称小细胞癌):这是肺癌中恶性程度最高的一种,约占原发性肺癌的 1/5。患者年龄较轻,多在 40～50 岁左右,有吸烟史。好发于肺门附近的大支气管,倾向于黏膜下生长,常侵犯支气管外肺实质,易与肺门、纵隔淋巴结融合成团块。癌细胞生长快,侵袭力强,远处转移早,常转移至脑、肝、骨、肾上腺等脏器。本型对放疗和化疗比较敏感。癌细胞有多种形态,如淋巴样、燕麦样、梭形等,又分燕麦细胞型、中间细胞型和复合型,免疫组化及特殊的肿瘤标志物,认为是属于神经内分泌源性肿瘤。

2. 鳞状上皮细胞癌(简称鳞癌):是最常见的类型,约占原发性肺癌的 40%～50%,多见于老年男性,与吸烟关系非常密切。以中央型肺癌多见,并有向管腔内生长的倾向,常早期引起支气管狭窄,导致肺不张或阻塞性肺炎。癌组织易变性、坏死,形成空洞或癌性肺脓肿。鳞癌生长缓慢,转移晚,手术切除的机会相对多,5 年生存率较好,但放射治疗、化学药物治疗不如小细胞未分化癌敏感。

鳞癌细胞大,呈多形性,有角化倾向,细胞间桥多见,常呈鳞状上皮样排列。电镜见癌细胞间有桥粒连接,张力微丝附着。有时偶见鳞癌和腺癌混合存在称混合型肺癌(鳞腺癌),也有其他混合型。

3. 腺癌:女性多见,与吸烟关系不大,多生长在肺边缘小支气管的黏液腺,因此,在周围型肺癌中以腺癌为最常见。腺癌约占原发性肺癌的 25%。腺癌倾向于管外生长,但也可沿肺泡壁蔓延,常在肺边缘部形成直径 2~4 厘米的肿块。腺癌富含血管,故局部浸润和血行转移较鳞癌早。易转移至肝、脑和骨,更易累及胸膜而引起胸腔积液。典型的腺癌细胞呈腺体样或乳头状结构,细胞大小比较一致,圆形或椭圆形,胞质丰富,常含有黏液,核大、染色深,常有核仁,核膜比较清楚。

细支气管肺泡癌属腺癌的一个亚型,占肺癌的 2%~5%,发病年龄较轻,与吸烟关系不大,大体形态可分为单个结节型、多发结节型和弥漫型,单个结节型中部分病灶生长极缓慢,弥漫型可侵及一侧肺叶或双侧肺叶。典型的癌细胞多为分化好的柱状细胞,沿支气管和肺泡壁表面蔓延,不侵犯或破坏肺的结构,肺泡内常有黏液样物沉积。

4. 大细胞未分化癌(大细胞癌):可发生在肺门附近或肺边缘的支气管,细胞较大,但大小不一,常呈多角形或不规则形,呈实性巢状排列,常见大片出血性坏死;癌细胞核大,核仁明显,核分裂象常见,胞质丰富,可分巨细胞型和透明细胞型。巨细胞型癌细胞团周围常有多核巨细胞和炎性细胞浸润。透明细胞型易误认为转移性肾腺癌。大细胞癌转移较小细胞未分化癌晚,手术切除机会较多。

只有对肺癌患者进行早期诊断,早期治疗,才能获得较好的疗效。因此要对群众广泛宣传防癌知识,对 40 岁以上的成人定期每隔半年进行 1 次胸部 X 线普查;对已出现可疑症状如久咳不愈、痰血、肺部阴影者更应进行一系列详细检查,明确诊断;对于普查中发现的小于 5 毫米的结节,应每 3 个月复查1次,6～10毫米大小的结节,应经皮穿刺活检,如果不能活检,应每3个月复查CT;如果发现结节大于1厘米的,应立即活检。

肺癌目前采用国际抗癌联盟在1997年公布的TNM系统临床分期,仅适用非小细胞肺癌。小细胞肺癌多采用两期系统,即局限型和广泛型。局限型定义为:病变局限在一侧胸腔,伴有或无同侧纵隔或锁骨上淋巴结转移,仅占小细胞肺癌的26%。广泛型定义为:病变超过局限型所定义的范围。

大量的流行病学调查资料和科学实验证明,吸烟是肺癌的主要病因。凡吸烟指数(每天吸烟支数与吸烟年数的乘积)大于400的人群患肺癌的人数是不吸烟人群的7～13倍,说明吸烟量多的人,患肺癌的机会也更大。那些每天吸20支甚至更多支烟的人,患肺癌的几率比不吸烟的高出30到40倍。同时,开始吸烟的时间越早,患肺癌的几率也越大:10岁以前开始吸烟的人,患肺癌的几率是那些20岁后开始吸烟的人的7倍。而二手烟的危害同样不容忽视:被动吸烟者患肺癌的机会比非吸烟人群高3～4倍以上。值得我们注意的是:肺癌是有可能预防的,如果每人都不吸烟,肺癌死亡率可减少85%。

健康提示:

吸烟害人害己,45岁以上,吸烟指数大于400的男性是肺癌的高危人群,应该每年或半年一次到医院进行常规检查。

与吸烟相关的其他癌症

吸烟可诱发肺癌的道理人人皆知,但吸烟的危害可不只局限于呼吸道,吸烟会引起口腔癌,因为吸烟者比不吸烟者发生黏膜白斑的几率高3～4倍,而黏膜白斑会导致口腔癌,发生癌前病变。可以说,香烟有可能"熏"出口腔癌。因为吸烟产生的烟雾温度非常高,而且还会产生微量的放射性辐射,这些物理刺激使口腔黏膜上皮细胞异常增生,导致黏膜角质层逐渐增厚,部分人可诱发黏膜白斑,如果不及时治疗,有的黏膜白斑患者很可能发展为口腔癌。另一方面来自于吸烟时产生的烟焦油,它溶于唾液后唾液呈浅褐色。唾液中本来含有一些保护机体、抵抗癌症的抗氧化成分,但混入烟焦油后,不仅使唾液失去对人体的保护作用,还会使唾液带有"毒性",成为摧毁正常细胞的杀手,不断刺激黏膜,还会诱发各种黏膜病和牙周病。

吸烟者易患胰腺癌。吸烟者患胰腺癌风险高出正常人 2 倍。每天抽 40 甚至更多支烟的人,其患病几率增加了 5 倍。专家认为,胰腺癌与吸烟有关。这种作用的机理是,烟草中的致癌物质被吸入人体后,使血液中致癌物的浓度明显升高,可通过血液循环直接作用于胰腺,非活动性的致癌物可成为活动性的致癌物,分泌后进入胆汁中,然后反射性地从胆管到达胰腺导管;此外,大量吸烟可使血液中脂质升高,使胰管上皮出现不典型增生,最后发生癌变,从而使吸烟者患胰腺癌的危险性大大增加。据有关研究证实,吸烟者患胰腺癌的危险性比不吸烟的人大 2~3 倍,不到 1/10 的胰腺癌患者能活过 3 年。

吸烟与食道癌、胃癌有关。一些资料还表明,吸烟对食管上皮有损伤作用。吸烟确实和胃癌有关系,烟雾中有多种致癌物,可溶于口腔的唾液中,通过食管进入胃里,已发现吸烟可使食管上皮增厚,胃黏膜发生变化。根据尸检研究发现,在吸烟者中 79.8% 食管上皮层增厚,细胞呈现不典型性,1.9% 有原位癌,并随吸烟量的增加和时间的延长而加重。此外,流行病学调查发现,在美国和西欧食道癌病人中,80%~90% 有吸烟。伊朗、日本、波兰等国的调查也认为,吸烟能增加发生食道癌的危险性,并随着吸烟量的增加、吸烟时间的延长,发生食道癌的危险性也增加。已有动物实验证明,将一些化合物溶解在水中喂给大白鼠吃，可诱发大白鼠的食道癌。研究人员用鼻烟处理 SD 大鼠，每日 2 次，每周 5 天，诱发了食管肿瘤，表明鼻烟具有致癌性。假定不吸烟者患食道癌危险性为 1，那么每天平均吸烟数越多危险性越大。不管吸纸烟、烟斗还是雪茄，同样都有发生食道癌的危险。一般吸烟者比不吸烟者患食道癌的危险性增加 2～6 倍。烟燃烧后可产生 4000 多种化合物。它们以气体或颗粒形式出现。有些致癌物就存在于烟颗粒样物及烟油中，如亚硝胺，有诱发促进癌的发生作用。

　　吸烟与喉癌有关。许多资料都表明，吸烟与喉癌之间存在强烈的因果关系。加拿大曾经调查 3924 例喉癌患者，认为其中 84％与吸烟有关。当我们看到烟民们悠然地将高温的烟气从鼻子喷出时，这个事实很好理解。

　　吸烟使血癌患者增加。据美国《癌症》杂志报道，吸烟者患血癌的危险性增加 1.78 倍，在美国，每 3 个血癌患者中就有一个是长期吸烟者，血癌患者的家庭成员中吸烟者占 80％以上。

　　吸烟会导致肾脏癌。肾癌的病因迄今仍不清楚，近年流行病学调查证明吸烟是肾癌的危险因素。吸烟者肾细胞癌变的几率比非吸烟者高出 2 倍。吸烟时间越长，开始吸烟的年龄越小，发生肾癌的危险性越大。

　　吸烟是患膀胱癌和尿道癌的主要原因之一。吸烟同患膀胱癌有关。美国哈佛大学医学院教授乔治·普鲁特医生指出，患膀胱癌同吸烟有着密切的关系。据美国癌症协会估计，膀胱癌的男性患者中有 49％、女性患者有 10％是由吸烟引起的。流行病学调查结果认为约有 40％～85％膀胱癌的原因可追溯到吸烟。吸烟量达日均 20 支及其以上的人，患病几率是非吸烟者的 2～10 倍。研究人员在吸烟者膀胱组织中发现有致癌原——DNA 化合物。

　　吸烟可能是宫颈癌的发病因素之一,不同的流行病学调查均显示吸烟者中宫颈浸润前癌和浸润癌的危险性均增加。女性吸烟者患宫颈癌的风险比非吸烟者高 2 倍。

吸烟对身体的其他危害

对呼吸道的影响

成人在静息状态下,每天约有 1 万升的气体进出呼吸道,肺具有广泛的呼吸面积,成人的总呼吸面积有 100 平方米。由于呼吸道和外界相通,在呼吸过程中,外界环境的有机或无机粉尘,包括各种微生物、蛋白变应原、有害气体等,皆可以进入呼吸道及肺部引起各种疾病,因而呼吸系统的防御功能至关重要。呼吸系统防御功能包括物理(鼻部加温、鼻纤毛过滤、喷嚏、咳嗽、支气管收缩、黏液纤毛运输系统)、化学(溶菌酶、乳铁蛋白、蛋白酶抑制剂、抗氧化的谷胱甘肽、超氧化物歧化酶等)、细胞吞噬(肺泡巨噬细胞、多形核粒细胞)及免疫(B细胞分泌 IgA、IgM 等,T 细胞介导的迟发型变态反应,杀死微生物和细胞毒作用等)等。当各种原因引起防御功能下降,如长期吸烟引起气道纤毛黏液运输系统破坏,后天免疫功能低下引起的免疫功能障碍等或外界的刺激因素(如各种粉尘、烟雾、微生物感染,吸入特殊变应原)过强均可引起呼吸系统的损伤及病变。

呼吸道包括鼻、咽、喉、气管、支气管及肺等器官。分为上呼吸道和下呼吸道(见下页图 3),从鼻至喉为上呼吸道,气管及以下为下呼吸道。呼吸道上有呼吸道黏膜(见下页图 4),黏膜分三层:(1)黏膜层,含纤毛细胞和杯状细胞;(2)黏膜下层,含有黏液腺和黏液浆液腺;(3)固有层,由弹性纤维、胶原纤维

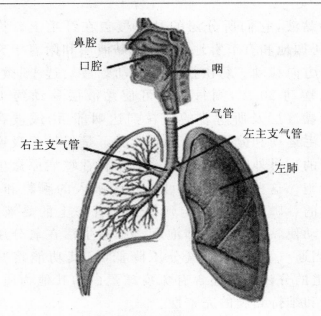

鼻腔
口腔
咽
气管
左主支气管
右主支气管
左肺

图 3　呼吸系统结构图

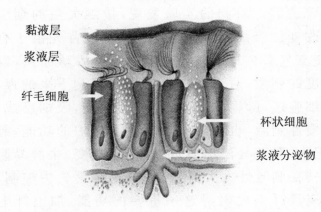

黏液层
浆液层
纤毛细胞
杯状细胞
浆液分泌物

图 4　呼吸道黏膜结构图

和平滑肌构成。呼吸道黏膜是十分脆弱的，它一方面具有吸收的能力，能吸收毒物；另一方面又极易遭受刺激的侵犯。在气管、支气管的黏膜上，长有很多能颤动的纤毛，在黏膜内部长有杯状细胞，在黏膜下层有"混合腺"。杯状细胞和混合腺都能分泌黏液，它们所分泌的黏液覆盖在纤毛上。许多纤毛有力地、协调地和有节奏地摆动，将黏液层和附着于其上的颗粒向咽喉方向移动。每次摆动可移动黏液层达 16 微米，若每秒钟纤毛摆动 20 次，则每分钟可使黏液层移动约 19 毫米。纤毛推动黏液层及所附着的颗粒到达咽部后，或被吞咽或被咳出。纤毛运动和分泌液在正常情况下是保护呼吸道并使它保持清洁的。另外呼吸道还有一些具有吞噬病原微生物功能的吞噬细胞。这些巨噬细胞可以吞噬吸入的颗粒和细菌，然后带着它的吞噬物向上游走到细支气管壁上的黏液层，随着纤毛的摆动使黏液排出。肺泡巨噬细胞生活在氧分压较高的肺泡中，当通气量减小或氧分压降低时，其功能将减退。此外，呼吸道的分泌物中还含有免疫球蛋白和其他物质，有助于防止感染和维持黏膜的完整性。

吸烟是慢性支气管炎、肺气肿和慢性气道阻塞等呼吸道疾病的主要诱因。对狗的实验发现，接触大量的烟尘可引起肺气肿性改变。吸烟者吸入香烟烟雾后，首先由于有害物质的刺激，使支气管内的分泌物增加，纤毛活动加强，以保护肺部不受过度的刺激，对于某些未被排出而剩下来的毒物，组织里的巨噬细胞还可以将它们吞噬掉。但是，吸烟已成习惯，这种不断的慢性刺激，也就降低了这一套保护的功能，黏膜下腺体增生、肥大，黏液分泌增多，成分也有改变，很容易阻塞细支气管。尤其在刺激性太大时，黏液分泌常常失去控制，过度的分泌又可淹没纤毛而阻碍这一重要的功能，加上纤毛毒和凝固黏液的物质的作用，进一步还可以造成细胞退化、纤毛活动受损，变短，以致脱落，影响纤毛的清除异物及有害物质的功能；而且上皮里的吞噬细胞的功能也可减低，甚至失去它们的保护作用，从而大量有害物质可以长驱直入，侵犯细支气管和肺泡，而裹有毒性物质的痰液却排不出去。由于痰是良好的培养基，是细菌滋长的温床，细菌在这里可以进一步地发挥助纣为虐的作用,进一步地产生更多的分泌物,慢性支气管炎也就由此形成了。至于长期慢性支气管炎所产生的后果,可进一步发展成哮喘、肺气肿、肺心病等等也就不言而喻了。

中国医科大学呼吸疾病研究所的一项研究发现,吸烟者下呼吸道巨噬细胞、嗜中性粒细胞和弹性蛋白酶较非吸烟者明显增多,其机制可能是由于烟粒及有害气体的刺激,下呼吸道单核巨噬细胞系统被激活,活化的巨噬细胞除能释放弹性蛋白酶外,同时又释放嗜中性粒细胞趋化因子,使嗜中性粒细胞从毛细血管移动到肺。激活的巨噬细胞还释放巨噬细胞生长因子,吸引成纤维细胞;以及嗜中性粒细胞释放大量的毒性氧自由基和包括弹性硬蛋白酶、胶原酶在内的蛋白水解酶,作用于肺的弹性蛋白、多粘蛋白、基底膜和胶原纤维,从而导致肺泡壁间隔的破坏和间质纤维化。

根据权威医学资料显示,1986 年美国患慢性阻塞性肺病者近 1300 万人,1991 年死亡 9 万多人,吸烟是其主要病因。吸烟者患慢性气管炎较不吸烟者高 2～4 倍,且与吸烟量和吸烟年限成正比例,患者往往有慢性咳嗽、咳痰和活动时呼吸困难。肺功能检查显示呼吸道阻塞,肺顺应性、通气功能和弥散功能降低及动脉血氧分压下降。即使年轻的无症状的吸烟者也有轻度肺功能减退。慢性阻塞性肺病容易罹患自发性气胸。此外,吸烟者通常都患有慢性咽炎和声带炎等多种呼吸道疾病。

对心、脑血管的影响

吸烟也是许多心、脑血管疾病的主要危险因素,据统计,心脑血管病已成为人类健康的头号杀手。在我国,它所导致的死亡率接近总死亡率的 50%,而吸烟正是心脑血管病的四大元凶(高血压、高血脂、吸烟、糖尿病)之一。吸烟者的冠心病、高血压病、脑血管病及周围血管病的发病率均明显升高。

吸烟会导致高血压,研究证明吸一支烟后心率每分钟增加 5～20 次/分,收缩压增加 10～25 毫米汞柱。这是为什么呢?因为烟叶内含有尼古丁(烟碱),会兴奋中枢神经和交感神经使心率加快,同时也促使肾上腺释放大量儿茶酚胺使小动脉收缩,导致血压升高。尼古丁还会刺激血管内的化学感受器,反射性地引起血压升高。

统计资料表明,冠心病和高血压病患者中 75% 有吸烟史。冠心病发病率吸烟者较不吸烟者高 3.5 倍,冠心病病死率前者较后者高 6 倍,心肌梗死发病率前者较后者高 2～6 倍。高血压、高胆固醇及吸烟三项具备者冠心病发病率增加 9～12倍。心血管疾病死亡人数中的 30%～40% 由吸烟引起,死亡率的增长与吸烟量成正比。据资料显示,吸烟者发生中风的危险是不吸烟者的 2～3.5 倍;如果吸烟和高血压同时存在,中风的危险性就会升高近 20 倍。此外,吸烟者易患闭塞性动脉硬化症和闭塞性血栓性动脉炎。吸烟可引起慢性阻塞性肺病,最终导致肺源性心脏病。

烟雾中的尼古丁能使心跳加快,血压升高,烟草的烟雾可能是由于含一氧化碳之故,似乎能够促使动脉粥样化累积,而这种情形是造成许多心脏疾病的一个原因。大量吸烟的人,心脏病发作时,其致死的概率比不吸烟者大很多。另外,烟雾中的尼古丁和一氧化碳是公认的引起冠状动脉粥样硬化的主要有害因素,但其确切机理尚未完全明了。多数学者认为,血脂变化、血小板功能及血液流变异常起着重要作用。高密度脂蛋白胆固醇(HDL－C)可刺激血管内皮细胞前列环素(PGI2)的生成,PGI2 是最有效的血管扩张和抑制血小板聚集的物质。吸烟可损伤血管内皮细胞,并引起血清 HDL－C 降低,胆固醇升高,PGI2 水平降低,从而引起周围血管及冠状动脉收缩、管壁变厚、管腔狭窄和血流减慢,造成心肌缺氧。尼古丁又可促使血小板聚集。长期大量吸烟会促进大动脉粥样硬化、小动脉内膜逐渐增厚,使整个血管逐渐硬化,同时烟雾中的一氧化碳与血红蛋白结合形成碳氧血红蛋白,从而降低血液中红细胞的含氧量,使动脉内膜缺氧,动脉壁内脂的含氧量增加加速了动脉粥样硬化的形成,加重高血压。红细胞的携氧能力降低还会造成组织缺氧,从而诱发冠状动脉痉挛。由于组织缺氧,造成代偿性红细胞增多症,使血黏滞度增高。此外,吸烟可使血浆纤维蛋白原水平增加,导致凝血系统功能紊乱;吸烟还可影响花生四烯酸的代谢,使 PGI2 生成减少,血栓素 A2 相对增加,从而使血管收缩,血小板聚集性增加。以上这些都可能促进冠心病的发生和发展。由于心肌缺氧,使心肌应激性增强,心室颤动阈值下降,所以有冠心病的吸烟者更易发生心律不齐,发生猝死的危险性增高。因此无高血压的人戒烟可预防高血压的发生,有高血压的人更应戒烟。

对消化道的影响

烟草烟雾吸入呼吸道后,可以刺激食道上皮变厚,细胞增生,而且这种变化与吸烟量及时间成正比。这可能是因烟燃烧后一部分化合物停留在咽部,并被吸入食道。一部分进入呼吸道后,粘在呼吸道壁上,最后被气管上皮细胞的纤毛"扫"到咽部,再进入食道。此外烟焦油可直接通过口腔进入食道,从而导致食道的病变。

吸烟会引起胃酸分泌增加,一般吸烟者比不吸烟者胃酸分泌量增加 91.5%,并能抑制胰腺分泌碳酸氢钠,致使十二指肠酸负荷增加,诱发十二指肠溃疡。烟草中烟碱可使幽门括约肌张力降低,使胆汁易于反流,从而削弱胃、十二指肠黏膜的防御因子,促使慢性炎症及溃疡发生,并使原有溃疡延迟愈合。此外,吸烟可降低食管下括约肌的张力,易造成反流性食管炎。

吸烟对孕妇和胎儿的影响

吸烟几乎损害人体全部重要器官:呼吸系统、循环系统、神经系统、泌尿系统及其他重要脏器,这些损害无论对男女都是相同的。随着社会的开放,女性吸烟的人数越来越多,殊不知由于妇女其特殊的身体结构和孕育下一代的生理特点,吸烟对女性的危害要比男性大得多,尤其是将要怀孕的女性,此时吸烟不仅造成对自己的伤害,对宝宝的危害也是很大的。

吸烟妇女及其胎儿可受到一些特殊的危害。首先,比起非烟民来说,女性烟民的生育问题会高出72%。越来越多的试验证明,吸烟会使排卵减少,并使卵细胞和精子结合难度增加,着床难度提高。而烟草烟雾里面的化学物质会改变子宫颈分泌物的成分,使精子"中毒",从而增加受孕成功的难度。英国通过对17000位育龄妇女进行的11年的追踪研究表明,吸烟可降低生育率。每天吸烟10支以上的妇女不育率为10.7%,而不吸烟妇女只有5.4%。另一项调查也认为吸烟与不吸烟的妇女相比,患不孕症的可能性要高2.7倍;如果夫妻双方都吸烟,则不孕的可能性比不吸烟的夫妻高5.3倍。吸烟也是造成男性不育症的重要原因之一。精子产生依赖性腺,主要是睾丸的功能,而吸烟可以直接损害男性性腺和精子。烟草中的尼古丁对精子的外形、能动力、线性游动能力和精子穿透卵子的能力均有影响,且尼古丁浓度越高,影响越大。同时,精子的生成表现为细胞数的急剧增殖和细胞的分化与成熟，这一过程需要大量的脱氧核糖核酸（DNA）和蛋白质，而香烟的烟雾浓缩物中含有诱发细胞畸变和阻碍淋巴细胞合成 DNA 的物质，这对精子的发生、成熟和畸形精子的比例都有明显的影响。因此，如果您是有长时间的吸烟经历，又想生一个健康的宝宝的准爸爸或准妈妈，请快点把香烟戒掉！

可以肯定地说，孕妇吸烟对胎儿的发育和健康是非常不利的。烟草中含有大量的有毒物质，除大家所熟知的尼古丁外，还有氢氰酸、氨、一氧化碳、二氧化碳、吡啶、芳香族化合物和焦油等多种有毒物质。这些有毒物质可以随着烟雾被吸收到母体血液中，使母体内的血氧含量降低，胎盘中的血氧含量也随之减少。胎儿由于缺氧，可造成生长发育迟缓，故吸烟孕妇所生的低体重儿（体重低于 2500 克）是不吸烟妇女的两倍。这些婴儿不仅体质弱，且出生一年内患严重疾病的危险性大，死亡率高。近年来的不少研究还表明，吸烟孕妇比不吸烟孕妇较易发生流产、早产和死胎。英国一项对 14893 名孕妇进行的调查表明：凡是吸烟的妇女较难怀孕并容易流产。调查还发现，妇女怀孕期间吸烟会损害他们女儿成年后的生育能力。

孕妇吸烟可增加胎儿先天性畸形的发生率。烟草烟雾的有毒物质损伤生殖细胞染色体及 DNA，受精卵形成及发育很容易受到烟草烟雾中有毒物质的损伤。孕妇吸烟会增加后代 21 三体征（先天愚型）的风险，原因在于母体减数分裂过程中染色体不分离，烟草烟中的毒性氧自由基（ORS）能促使 DNA 复合物的形成，从而诱导产生突变。有资料表明，吸烟母亲所生先天畸形儿的数量是非吸烟母亲的 23 倍。吸烟者导致胎儿发生无脑儿、腭裂、唇裂、痴呆和体格发育障碍等畸形儿是不吸烟者的 2.5 倍。

国外近两年的研究成果表明，胎儿经母体接触香烟中的尼古丁等化学物质，可严重影响耳蜗的神经细胞，影响内耳将声波向神经元的传递,故孕妇吸烟可导致胎儿听力障碍。美国的一项研究还发现,吸烟孕妇所生的婴儿听力不正常。经跟踪调查,儿童长到 6～12 岁时,根据母亲孕期吸烟情况将其分别进行听力测试,结果显示:孕妇吸烟越多,儿童听力反应越差,被动吸烟的儿童结果也是一样。

另据调查,吸烟者所生婴儿先天性心脏病的发病率为7.3％,而不吸烟者所生婴儿先天性心脏病的发病率为4.7％。《德国卫生公报》报道,怀孕期若每天吸烟 10 支,胎儿患癌的危险性增加 50％,患白血病的可能性增加一倍。德国另一项研究发现,孕妇吸烟对胎儿的危害,比目前公认的还要严重。研究人员在吸烟妇女新生儿的尿液中发现了典型的产生于烟草的 NNAL 致癌物质。胎儿通过脐带吸收了尼古丁,并通过肝脏把它转化为 NNAL,最后通过肾脏排出体外。这样,吸烟孕妇使其胎儿的肝脏、肾脏和肺均受到了损害。

孕妇吸烟除对胎儿有以上的间接作用之外,还对胎儿有直接作用。吸烟能加速胎儿心率和减少呼吸运动。烟草烟雾中的尼古丁和其他有毒物质还能通过血液渗入胎盘,输送给胎儿,甚至给还不完善的脏器造成不可逆的损害。此外,烟草中的物质成分如尼古丁、一氧化碳及氰化物的血管收缩和抗代谢特性可能导致胎盘功能不全,胚胎或胎儿生长迟缓以致死亡。

孕妇吸烟不但对胎儿造成很大的伤害,对其自身的身体也十分不利。吸烟会增加自然及辅助周期妊娠的自然流产率。吸烟导致流产的机制尚不完全清楚。有报道认为与吸烟对孕产物组织染色体的影响有关。吸烟的孕妇在临产时出现胎盘早剥、出血、早破水等并发症比正常产妇高 1～2 倍。所以,为了下一代的健康长,为了孕妇自身的身体健康,孕妇应远离香烟,并避免被动吸烟,在清新愉悦的环境中度过孕产期。

吸烟对青少年的危害

烟草被视为世界上危害最严重的社会问题之一,当前全世界烟民已达 13 亿,每年因吸烟导致疾病死亡者约 300 万。吸烟危害人的健康已为广大人民所接受,对青少年来说,危害性就更大。在我国有 3.6 亿吸烟者,其中未成年人吸烟比率呈逐年上升趋势。据卫生部门近年来所作的抽样调查发现,在大学、高中和初中男生中,吸烟的比率分别高达 46%、45% 和 34%,形势是异常严峻的。分析青少年吸烟的心理,主要包括以下几方面。

一是模仿心理。青少年模仿能力强且辨别能力差,在社会不良影响刺激下,容易出现盲目的模仿行为,如吸烟、酗酒、斗殴、谈情说爱等等。有些学生甚至不以为耻,反以为荣。如果没有受到社会的谴责和惩罚时,这种行为会得到强化,以至形成不良的行为习惯。二是享受心理。有些孩子从小被过分溺爱,要什么家长就给什么,无形中助长了孩子的不良追求,学习上不刻苦,生活上图享受。学习生活受挫,悲观失望,通过吸烟来消愁解闷。有些青少年虽然不缺钱花,但由于学习基础差,学习成绩老上不去,对此失去信心,干脆将自己置身于学习之外。由于思想悲观,遇到挫折就觉得人生毫无希望,借抽烟之类的刺激来麻醉自己,逃避现实。三是从众心理。青少年极易受群体的影响,许多陷入吸烟泥潭的青少年诉说:"看到其他同学都这样,我才抽的。"随着年龄的增长,青少年独立性不断增强,开始疏远父母而向同伴靠近,这时渴望团体接受、受到他人尊重的心理需求日益增长,如果在家庭或班集体中不能得到他人的尊重和正面肯定,他们就会把视线转向外界:在游戏机房、网吧、电脑室等社会场所与一些不三不四的社会青年勾搭在一起。在这样的群体中,他们感到原来在学校、家庭被否定的行为举止得到了认同,并产生共鸣,他的自尊在这里得到满足,于是会慢慢地脱离学校及家庭而向团伙靠拢,并热衷于团伙行为。四是不健康的逆反心理。青少年的成长、发育有自身的规律,学校、家长如不能因势利导,会使一些青少年产生情绪上的敌对性,进而导致心理上的逆反性。老师家长不准吸烟,我偏要这样做。五是时尚心理。部分青少年观念扭曲,以吸烟的刺激来炫耀自己前卫、时尚。

青少年正处在生长发育时期,各生理系统、器官都尚未成熟,其对外界环境的有害因素的抵抗力较成人为弱,易于吸收有毒物质损害身体的正常生长。据美国 25 个州的调查,吸烟开始年龄与肺癌死亡率呈负相关。若将不吸烟者肺癌死亡率定为 1.00 时,15 岁以下开始吸烟者,其死亡率为 19.68,20~24 岁为 10.08,25 岁以上为 4.08。说明吸烟开始年龄越早,肺癌发生率与死亡率越高。

吸烟对正处于成长发育旺盛期的青少年的健康危害很大,对骨骼发育、神经系统、呼吸系统及生殖系统均有一定程度的影响。由于青少年时期各系统和器官的发育尚不完善,功能尚不健全,抵抗力弱,与成人相比吸烟的危害就更大。此外,由于青少年呼吸道比成人狭窄,呼吸道黏膜纤毛发育也不健全,因此吸烟会使呼吸道受损害并产生炎症,增加呼吸的阻力,使肺活量下降,影响青少年胸廓的发育,进而影响其整体的发育。

吸烟还会损害大脑,烟草中的尼古丁是一种神经毒素,主要侵害人的神经系统。一些吸烟者在主观上感觉吸烟可以解除疲劳、振作精神等,这是神经系统的一过性兴奋,实际上是尼古丁引起的欣快感。兴奋后的神经系统随即出现抑制。所以,吸烟后神经肌肉反应的灵敏度和精确度均下降。国外一心理研究机构的一项研究结果表明,吸烟者的智力效能比不吸烟者减低 10.6%。烟草中含有的大量尼古丁对青少年的脑神经有很强的毒害作用,影响青少年智力发育,使学生记忆力减退、精神不振、学习成绩下降。

烟草烟雾中的一氧化碳含量也很高,吸入人体后,与血液中的血红蛋白结合成碳氧血红蛋白,使血红蛋白不能正常地与氧结合成氧合血红蛋白,因而失去携氧的功能。此外,一氧化碳与血红蛋白结合力要比氧气大 260 倍,而从碳氧血红蛋白中离解出一氧化碳的速度又比从氧合血红蛋白中分离出氧的速度慢得多。由于青少年的大脑对氧的需要量大,对缺氧十分敏感,因此,吸多了烟(主动或被动)就会感到精力不集中,甚至出现头痛、头昏现象。久而久之,大脑就要受到损害,使思维变得迟钝,记忆力减退。这样,必然会影响青少年的学习和生活,使学生的学习成绩下降。

此外,青少年正处在性发育的关键时期,吸烟使睾酮分泌下降 20%～30%,使精子减少和畸形;使少女初潮期推迟,经期紊乱。青少年吸烟还会使冠心病、高血压病和肿瘤的发病年龄提前。有关资料表明,吸烟年龄越小,对健康的危害越严重,15 岁开始吸烟者要比 25 岁以后才吸烟者死亡率高 55%,比不吸烟者高 1 倍多。

青少年正处于成长的特殊时期,人生观和世界观都在逐步地形成,家长有责任关心孩子的健康,制止孩子的不良行为,积极引导他们养成健康的生活习惯。研究证明,10 岁以下的儿童对烟普遍反感,认为吸烟又呛又难闻,11～13 岁的儿童,才逐渐对吸烟产生好奇心,跃跃欲试,15 岁以后则开始把吸烟作为自己长大成人的"标志",由此可见,11～15 岁是中小学生有可能染上吸烟嗜好的危险年龄。

　　家长和老师作为孩子心中的榜样,首先应做到自己不抽烟,有了吸烟嗜好应戒烟,作孩子的表率;并且应对孩子加强教育,讲解吸烟的危害,让孩子了解什么才叫行为美,因为这个时期是孩子能否养成良好行为习惯的关键时期。世界上许多国家在制订吸烟干预计划时,都把对青少年进行反吸烟教育作为重点,我国也制定了"控制吸烟——从青少年抓起"的政策,因为降低了青少年的吸烟率,也就意味着降低了今后成人的吸烟率。

　　世界上很多国家都通过立法,禁止向 18 岁以下的未成年人出售香烟,否则将对销售者课以数额较大的罚款。我国《预防未成年人犯罪法》第十五条明确规定:未成年人的父母或者其他监护人和学校应当教育未成年人不得吸烟。任何经营场所不得向未成年人出售香烟。

　　关于吸烟危害青少年健康的研究、调查和呼吁,并非耸人听闻,一位 16 岁少年因吸烟导致癌症的故事,就是一个深刻的例证:

　　1998 年,中国医科院肿瘤医院胸外科和麻醉科联手,及时、成功地为一位少年开胸取出肿瘤并重建隆突。隆突在人的气管与左右支气管交界的三岔路口处,是呼吸的"交通要道",因此必须保持通畅。南方某城市 16 岁的中学生毕某的隆突上长了一个肿瘤。半年前,他就已出现症状,可惜被当地医院误诊,一直按感冒治疗。经中国医科院肿瘤医院胸外科和麻醉科医生认真检查,发现肿瘤已将患者左侧支气管堵严,右侧支气管也只剩下一很小的缝隙。手术难度很大,保证手术安全的麻醉尤其困难。尽管肿瘤医院做过数十例隆突手术,对这种手术的麻醉颇具经验,但毕竟患者年龄小,瘤子大,病情重,手术风险很大,如不及时手术,孩子很快就会被憋死。医生们精心设计的治疗方案和娴熟的医疗技术,使少年又获得了新生。

　　小小年纪的中学生怎么会得这种要命的病呢？原来,他是个烟民,吸烟史已有两年多,从偷吸到公开吸,直到一个月需要吸 3 条香烟。据肿瘤专家介绍,吸烟时,烟雾大部分经气管、支气管进入肺里,小部分随唾液进入消化道。烟中有害物质部分留在肺里,部分进入血液循环,流向全身。在致癌物和促癌物协同作用下,正常细胞受到损伤,变成癌细胞。年龄越小,人体细胞对致癌物越敏感,吸烟危害越大。这位少年之所以患癌,是他过早、过多吸烟与其他促癌因素协同作用的结果。如今,死里逃生的他不仅表示"再也不吸烟了",而且准备劝说他的同学、朋友也赶快戒烟。

　　为了广大的青少年人能够生活在一个没有烟熏雾绕的美好的健康环境中,我们给各位家长提供 10 条教育孩子不吸烟的小建议,希望能在您加强孩子这方面教育时有所裨益:

　　1. 让孩子知道你对抽烟的看法。孩子有权知道哪些事该做,哪些事不该做。如果你不告诉他们,他们就无法知道行为的准则。

　　2. 相信孩子会听取父母的意见。也许有的孩子刚开始会抗拒,但到了为冒险行为做决定时,他们会重视并运用父母的正确意见。

　　3. 不要以为学校教育孩子不应抽烟就够了。孩子们虽然会听到抽烟危害健康的信息,但也可能认为自己大概不会就真的因此受害。

　　4. 动之以情。告诉孩子,如果他继续抽烟,你会感到非常痛苦和失望,这比同他谈论吸烟对健康的危害也许更为有效。

　　5. 孩子们可能会把同龄人中间形成的风气作为自己抽烟的借口。既要重视这个理由,也要帮助孩子认识到,他们要为他们自己的行为负责。

　　6. 做出好的榜样。如果你抽烟,那就得抛开你自己对烟的感情,并明确指出你不希望孩子抽烟。

7. 如果有亲戚抽烟,告诉他们不要把烟给孩子。

8. 不要认为抽烟不如其他冒险行为危险。许多研究发现,抽烟往往很快导致健康和社会问题。如果孩子十来岁时就开始抽烟,那他一般会形成 20 年的烟瘾。

9. 为把香烟清除出孩子的生活环境而努力。如果社区商店向孩子出售香烟,应提出抗议。

10. 无论何时候干涉,都不嫌太早或嫌太迟。那些在 7～9 岁初次抽烟或已有好几年烟龄的孩子也能在成人帮助下戒烟。

被动吸烟的危害

  被动吸烟即俗称的"吸二手烟",是指生活和工作在吸烟者周围的人们,不自觉地吸进烟雾尘粒和各种有毒物质。不吸烟者每日被动吸烟 15 分钟以上者定为被动吸烟,又称"强迫吸烟"或"间接吸烟"。让人惊心的是,专家指出,吸"二手烟"者的危害便等同于吸烟者。在日常生活中绝大多数人不可能完全避免接触烟雾,因而成为被动吸烟者。当吸烟危害吸烟者本身健康的同时,二手烟也影响非吸烟者。除了刺激眼、鼻和咽喉外,它也会明显地增加非吸烟者患上肺癌和心脏疾病的机会,以及其他如呼吸疾病等等,严重伤害人们的身体健康。家庭、公共场所和工作场所都是人们经常接触到二手烟的地方。据调查,被动吸烟的人群中,82%在家庭中、67%在公共场所、35%在工作场所接触二手烟。《2007 年中国控制吸烟报告》显示,我国约有 5.4 亿人受被动吸烟危害。被动吸烟者所吸入的有害物质浓度并不比吸烟者低,吸烟者吐出的冷烟雾中,烟焦油含量比吸烟者吸入的热烟雾中的多 1 倍,苯并芘多 2 倍,一氧化碳多 4 倍。

  香烟燃烧后的烟雾中含有 4000 多种有害物质,毋庸置疑,这些有害物质对于吸烟者本身和被动吸烟者同样有害。更值得注意的是,被动吸烟者吸入的分流烟中的一些有害物质比吸烟者本身吸入的主流烟含量更高,如一氧化碳,分流烟是主流烟的 5 倍,焦油和烟碱是 3 倍,氨是 46 倍,亚硝胺(强烈致癌物）是 50 倍。研究结果也显示，被动吸烟对身体影响与吸烟者相似，因为对被动吸烟者的尿检发现，他们的小便中也含有尼古丁等物质的代谢物。

被动吸烟人群中受害最大的人群就是妇女和儿童。被动吸烟的女性中，90％是在家庭中接触二手烟。与发达国家相比，中国女性吸烟率并不高，但由于男性吸烟率居高不下，超过一半的妇女每日生活在二手烟雾环境中，成为被动吸烟的主要受害人群。研究发现，经常在工作场所被动吸烟的妇女，其冠心病发病率高于工作场所没有或很少被动吸烟者。据国际性的抽样调查证实，吸烟致癌患者中的 50％是被动吸烟者。大量流行病学调查表明，丈夫吸烟的妻子的肺癌患病率为丈夫不吸烟的 1.6～3.4 倍。孕妇被动吸烟可影响胎儿的正常生长发育。人们普遍认为怀孕的妇女要停止吸烟，而新的研究结果提示准爸爸们也要停止吸烟。丈夫吸烟的妇女，生出缺陷儿的比例比丈夫不吸烟的要高 2.5 倍左右，而且吸烟家庭儿童患呼吸道疾病的比不吸烟家庭为多。

被动吸烟对儿童健康的危害是相当大的。据世界卫生组织估计，全球 7 亿儿童，接近儿童总数的一半生活在吸烟者家庭里。美国每年因治疗儿童暴露于烟草所致疾病的花费高达 10 亿美元。目前我国人群中遭受被动吸烟危害的人数高达 5.4 亿，其中 15 岁以下儿童有 1.8 亿。儿童特别是婴儿正处于生长发育阶段，因此对烟雾中的有害成分特别敏感，被动吸烟使其患某些疾病的概率增加。被动吸烟对儿童健康的危害，涉及儿童生长发育各个阶段。胎儿期母亲的主动或被动吸烟，出生后的被动吸烟都能引发各种儿童疾病。在儿童期由于被动吸烟导致的下呼吸道感染或其他疾病，可进一步发展为哮喘，并会使已患有哮喘的孩子发病更频繁，病情更严重；儿童被动吸烟暴露与婴幼儿支气管炎、肺炎和中耳疾病有因果关系，使婴儿患上呼吸道感染和气管炎的危险率增加

37%和45%；无论是出生前暴露还是出生后暴露于被动吸烟，患婴儿猝死综合征的危险率增加5～20倍。

儿童既需要足够的营养物质，也需要足够的氧气，才能健康地生长发育。儿童期是大脑迅速发育阶段，而脑的需氧量特别大，约占人体总需氧量的四分之一。因此，当家庭或周围环境中充满烟草燃烧而产生的一氧化碳等烟雾时，小孩就呼吸不到足够的氧气，而吸进大量的一氧化碳。一氧化碳与血糖中的血红蛋白结合，又阻碍它运送氧气，于是更加重缺氧。小孩长期处于缺氧情况下，就会阻碍生长发育，甚至影响智力。被动吸烟还会降低儿童期肺功能成长速度，导致儿童维生素缺乏，影响儿童的非特异性免疫功能。经常处于被动吸烟环境中的儿童的身高、体重、智力等指标均低于非被动吸烟的儿童。

另外，长期受烟雾刺激，会使儿童视力降低及面容受损。谁都希望自己的孙儿、孙女有一双明亮的眼睛和美丽的容貌。可是，如果儿童长期被动吸入烟雾中所含的氰化物，可引起中毒性弱视，使儿童视力降低。另外烟草中的尼古丁可损害人体的血管，造成皮肤营养障碍；加上吸入一氧化碳引起的缺氧，久之会使人体组织和皮肤失去弹性和光泽。与未长期受烟雾刺激之同龄儿童相比，脸色要灰暗、干燥甚至苍老一些。所以，为了我们的后代能够健康成长，请我们不要吸烟。

比较1984年、1996年、2002年全国吸烟行为流行病学调查数据显示，虽然人们的吸烟率已经出现了下降趋势，但被动吸烟状况没有任何改善。人们普遍认为：只要吸烟人数少，房间面积足够大，二手烟的危害就可以减至最低，甚至没有危害，也就是说，被动吸烟存在"安全暴露"水平。但是，科学表明：被动吸烟并不存在"安全暴露"水平。2007年6月，在泰国举行的世界卫生组织会议上，分隔吸烟区、非吸烟区来实现所谓烟草烟雾"完全暴露"的做法，已经被各国卫生专家所否定。研究表明,将吸烟者和非吸烟者分开、净化空气或装置通风设备等,都不能消除二手烟雾对非吸烟者的危害。在同一建筑物内,暖气、通风、空调系统的正常运行,会把二手烟雾传送到整个建筑物中的每个角落。

　　研究表明:在通气条件极差的环境下,暴露在充满烟草烟雾的房间内仅一小时,被动吸烟者血液中碳氧血红蛋白就从平均 1.6%升至 2.6%,大致相当于吸一支焦油含量中等的卷烟。每燃烧一支卷烟所形成的烟草烟雾中,含有的苯并芘高达 180 纳克。这在一个 30 立方米容积的居室内就会形成 6 纳克/立方米的浓度,超过卫生标准(1 纳克/立方米)6 倍。为了将它稀释至容许浓度,就得把居室 30 立方米空气每小时更换 5~6 次,而目前宾馆和家庭常用的中央空调和普通空调均无过滤清除苯并芘等类超微颗粒的功能,一旦卷烟烟雾在室内形成就很难清除。美国权威机构——美国采暖通风空调工程师学会已经得出结论:不能依靠通风技术来控制接触二手烟雾的健康风险。因为一般的空气净化系统可以除去大的颗粒,却不能清除小颗粒或二手烟雾中的各种气体对非吸烟者的危害。只有完全无烟环境才能真正有效地保护不吸烟者的健康。而在国内很多地方以为在车站、餐厅等公共场所搞个吸烟区就可以免除二手烟对人们的危害,这种做法是非常错误的。

　　2006 年 10 月,卫生部成立了履行《世界卫生组织烟草控制框架公约》领导小组,并设立履行《公约》领导小组办公室。2011 年 2 月 14 日,受国务院委托,卫生部正着手修订《公共场所卫生管理条例》。修订后的《条例》将强化有关公共场所禁止吸烟的规定。吸烟是一个非常普遍的现象,甚至是一种习惯势力。如何改变这样一种习惯,国家立法是一个重要的开始。

关于减轻吸烟危害的九条建议

我们都知道吸烟有害健康,如果您正在吸烟,不妨采取一些减轻吸烟危害的方法,香烟的长度一般是 84 毫米,最佳的吸食位置是黄金分割处,也就是说只抽烟的大约 1/3 处,剩下的 2/3 就不要再吸了,这样对健康最有利。因为烟在吸前 1/3 时,剩下的 2/3 的烟支也在起着过滤作用,随着烟支的缩短,有害物质会不断增加,烟的味道也变得越来越差,一般的吸烟族吸到此处时恰好可以解了自己的烟瘾。

吸烟者都应该有这样的常识,较长的烟蒂具有很好的过滤效果,越往后吸,有害成分的残留物越多,焦油含量就越高,对身体的危害就越大,特别是到了过滤嘴头部时,过滤嘴是化学物质,加热以后生成的有害物质比烟草大得多,如果吸到尾部你还不扔掉它,你就是在吸毒了!所以,为了你的健康,宁肯多吸一支也要少吸几口!

研究证明,每天抽一盒烟的人至少需要 5 年的时间才能完全清除掉身上的尼古丁。但是,如果您烟瘾太大而无法戒掉,下面的 9 条建议将对您大有益处:

第一,多喝水。建议老烟民每天至少喝一升水,最好是低矿物质的水。这有助于迅速排出毒素,刺激肾脏工作。

第二,抽到一半就掐灭。越抽到尾部,香烟味越浓,也越有害。

第三,抽过滤嘴香烟。过滤嘴烟可吸收香烟中 30％以上的尼古丁。

第四，不要总把烟叼在嘴上。香烟冒出的毒气对面部皮肤极为有害。

第五，体育运动要适度。剧烈运动对烟民十分危险。尼古丁能促使动脉收缩，阻碍心脏供血。

第六，多吃纯天然食物。有些蔬菜和水果能有效地抵抗尼古丁，如胡萝卜、大蒜、橙子等。

第七，多喝绿茶。绿茶中所含的一些物质能够清除体内的尼古丁。

第八，多食用维生素。如多吃杏、无花果、葡萄、苹果、香瓜、梨、白菜、莴苣和茄子等，可减轻烟草中致癌物质的毒性。

第九，为了您和他人的健康，请不要在公共场所吸烟，如果您发现了吸烟者，请您勇敢地对他说"不"。

三　戒　烟

概　　述

戒烟是指染上烟瘾的人通过主动或被动戒烟的方法，包括一些化学的、物理的、精神的戒烟方法，去除烟瘾的行为。许多人在彻底戒烟之前可能会反复重复以上过程，不同的阶段需要不同的建议和处理。在医学上，烟瘾的学名是尼古丁上瘾症或尼古丁依赖症，是指长期吸烟的人对烟草中所含主要物质尼古丁产生上瘾的症状，所以戒烟也叫戒除尼古丁依赖症或戒除尼古丁上瘾症。在医学上，烟瘾（尼古丁上瘾症）是被当成一种慢性病来对待的。吸烟的人都被当成病人来对待，因此戒烟也是一种医疗行为。

烟民往往都有烟瘾，这主要是尼古丁长期作用的结果。凡是抽过香烟的人都会有这样一种体会，特别是一些年轻人，刚开始抽香烟，可能只是尝试一下新鲜。但是，随着尝试次数不断增加，成瘾性也会随着抽烟的时间慢慢累积，对香烟的依赖性也会逐渐增加。也就是说，会形成一种"生理依赖"。在生理依赖的基础上导致心理上对它不断渴求，这就是"心理依赖"。因此，生理和心理这两种因素是相辅相成，相互加强的。造成这两种依赖的元凶就是烟草中的尼古丁。尼古丁就像其他麻醉剂一样，刚开始吸食时并不适应，会引起胸闷、恶心、头晕等不适，但如果吸烟时间久了，血液中的尼古丁达到一定浓度，反复刺激大脑并使各器官产生对尼古丁的依赖性，此时烟瘾就缠身了。此时若停止吸烟，会暂时出现烦躁、失眠、厌食等所谓的"戒断症状"，加上很多吸烟者对烟草产生一种心理上的依赖，认为吸烟可以提神、解闷、消除疲劳等，所以烟瘾越来越大，欲罢不能。

　　说到吸烟的成瘾性，人们常常谈"瘾"色变，其实烟草与吸食海洛因引起的成瘾性有着根本的不同，海洛因属于毒品，戒断症状比较严重，一旦成瘾很难戒掉，而吸烟的成瘾性是完全可以戒掉的，关键是吸烟者要戒除心理上对烟草的依赖。这种心理上的依赖导致吸烟者的一种行为依赖，使得吸烟者感到戒烟困难甚大，无形中增加了戒烟的难度，所以吸烟者必须克服心理依赖导致的依赖行为，从心理上拒绝吸烟才能真正戒烟。

吸烟成瘾性

烟草烟雾中含有 4000 多种物质,其中尼古丁占 90％以上,是作用最强的物质,亦是导致吸烟成瘾的重要原因之一。尼古丁既是一种兴奋剂,又是一种抗焦虑药,可以使人产生轻松愉快的感觉。尼古丁最大的危害在于它的成瘾性。烟草中的尼古丁随烟草烟雾进入吸烟者的血液后,能在血液中停留数小时。长期吸入尼古丁,身体就会习惯于血液内存在一定深度的尼古丁状态。当血液中尼古丁浓度下降时,吸烟者就会渴望尼古丁的浓度恢复到原有的高水平,于是就再吸烟,从而成瘾。吸烟一旦成瘾,便成为吸烟者生活中的一项重要内容。每天少则十几支,多则几十支,欲罢不能。一旦烟瘾得不到满足,便六神无主、心慌意乱、烦躁焦虑、无所适从,千方百计寻找吸烟机会,学习、工作效率下降。

世界卫生组织专家委员会将药物成瘾正式定义为"由于反复使用某种药物所引起的一种周期性或慢性中毒状态"。它具有以下特征:

(1) 有一种不可抗拒的力量强制性地驱使人们使用该药物,并不择手段地去获得它。

(2) 有加大剂量的趋势。

(3) 对该药的效应产生精神依赖并一般都产生躯体依赖。

(4) 对个人和社会都产生危害。

烟草依赖即尼古丁依赖,具有药物成瘾的全部特征,1998

年世界卫生组织将烟草依赖作为一种疾病列入国际疾病分类（ICD－10）（F17.2 是精神神经疾病），确认烟草是目前对人类健康的最大威胁。

对吸烟者来讲，吸烟不仅仅是一种习惯，更重要的是一种难以拒绝的尼古丁成瘾的表现。您知道尼古丁是怎样让您成瘾的吗？当吸烟者吸烟时，尼古丁以烟为载体，进入体内，90％的尼古丁在肺部吸收，其中 1/4 的量在几秒钟内即进入大脑。尼古丁迅速作用位于脑腹侧被盖区的 $\alpha_4\beta_2$（尼古丁乙酰胆碱受体）受体，这种受体被激活后，释放一种叫做"多巴胺"的物质，多巴胺就像是一个"兴奋精灵"，能让人脑产生各种愉悦感受。但是，尼古丁很容易被排出体外，随着尼古丁量在体内的减少，多巴胺的分泌水平迅速下降，吸烟者就会感到烦躁、不适、恶心、头痛并渴望补充尼古丁。而一旦得到了尼古丁补充，多巴胺再次迅速释放，吸烟者再次感觉愉悦，便在大脑中形成了一个对尼古丁依赖的"奖赏回路"。

另外，大脑长期处在被尼古丁激活的状态，逐渐降低对尼古丁的敏感反应，造成吸烟者对尼古丁需要量越来越大，这就是为什么吸烟者的烟量会随着烟龄的增长而不断增大。随着"奖赏回路"的不断加深，使吸烟者形成了对尼古丁的依赖，也叫尼古丁成瘾。尼古丁的最大危害就在于成瘾性，吸烟后半个小时，血液中的尼古丁含量就会下降 50％，再过半个小时就会下降到 25％。每当吸烟者抽完一支烟，血液中的尼古丁含量就会迅速下降，很快就会引发戒断症状。吸烟者一旦成瘾，每 30～40 分钟就需要吸一支烟，以维持大脑尼古丁稳定水平。吸烟者经常认为，戒烟时出现的痛苦感觉就是戒断症状。事实上，这种痛苦主要是精神上的，是吸烟者心理作用的结果。

所有吸烟者都是因为某个愚蠢的理由才开始吸烟的。吸烟并不是一种需要。烟草中的尼古丁是导致吸烟成瘾的元凶，也是上瘾速度最快的毒品。吸烟者们之所以要经常吸烟，正是为了满足尼古丁的毒瘾。所有吸烟者内心深处都清楚，他们犯了一个愚蠢的错误，掉进了烟瘾的陷阱。最可悲的地方在于，他们误以为吸烟能给他们放松和自信的感觉，殊不知这些感觉正是被尼古丁戒断症状所剥夺的，吸烟只是暂时满足毒瘾、缓解戒断症状而已。

为了更好地理解尼古丁上瘾的本质，有人把吸烟与吃饭进行对比。我们一旦养成按时就餐的习惯，在非用餐时间就难以察觉到饥饿。如果某一顿饭没有按时吃，我们就会感到饥饿。即使如此，我们也不会有生理上的疼痛，只有一种心理上的空虚感："我需要吃饭。"于是，吃饭的过程就成了一种享受。吸烟的原理也是这样。尼古丁戒断产生的空虚感，同饥饿的感觉几乎完全一样：同样没有生理上的疼痛，同样难以察觉——只要我们像按时就餐一样"按时"吸烟。只有当我们想吸烟却没得吸时，才会意识到空虚感的存在。只要点起一支烟，空虚感就会消失，于是吸烟的过程也仿佛成了一种享受。

我们最初开始吸烟时，戒断症状非常轻微，几乎无法察觉。当我们开始养成经常吸烟的习惯时，由于不了解戒断症状的机制，我们会误以为自己真的喜欢上了吸烟，或是养成了"习惯"。事实真相是，我们的尼古丁毒瘾越来越重，越来越需要经常满足。尼古丁戒断并不会导致生理上的疼痛，唯一的症状是心理上的空虚感，似乎有什么东西不见了，所以许多吸烟者才认为，吸烟是为了"让手上有点事情做"——也就是排解这种空虚感。如果这种感觉长期持续，就会导致吸烟者神经紧张，没有安全感，容易激动，自信心和自制力下降。这种感觉其实是身体对尼古丁的饥渴。

由于尼古丁本身的戒断症状十分轻微，绝大多数吸烟者一直到死都不会意识到，他们自己与吸毒者其实没有区别。我们听到"尼古丁上瘾"这个说法时，总以为我们不过是"养成了吸烟的习惯"而已。绝大多数吸烟者对毒品都充满恐惧，却不知道尼古丁正是一种毒品。幸运的是，尼古丁比其他毒品更容易戒掉，不过你得首先接受自己养成毒瘾的事实。只有正确认识了吸烟的成瘾性，才能真正戒烟。

必须戒烟的人群

一、想要孩子的夫妇

吸烟不仅对身体健康有着巨大的伤害,与不育也有着密切的关系,吸烟甚至会引起终生不育。许多男子从青少年时代起就养成了吸烟的不良习惯,久而久之,成为了顽固的"烟民"。殊不知这种习惯会引起终生不育。近来越来越多的证据表明,吸烟损害女性生育能力,也对男性生殖功能产生多方面的有害影响。首先,吸烟可损害男性的性功能,从而引起男性不育症。其次,吸烟可直接损害性腺和精子。这对精子的发生、成熟和畸形精子的比例都有明显的影响。研究表明,吸烟者精液中畸形精子的比例远远高于不吸烟者。此外,妇女吸烟时会吸入一种多环芳香烃毒素,而这种毒素能够引发卵巢功能衰竭,导致不孕症。与非吸烟者相比,吸烟的妇女需要更长的时间才能怀孕。男性伴侣吸烟严重和二手烟暴露也与受孕延迟有关,而且对于吸烟引起的不孕症治疗成功的可能性更小。

二、准妈妈和准爸爸

吸烟的妇女不仅受孕比较困难,而且因吸烟并发症而导致那些好不容易怀孕的妇女发生妊娠终止的概率也比较大。孕期吸烟的妇女流产的风险显著升高,出现并发症的机会也高,如羊膜早破和累及胎盘的并发症,能引起早产和其他问题。

　　孕期吸烟对胎儿有害甚至产生致命性（如流产）的影响。孕期吸烟的母亲出生的婴儿体重普遍偏低，这是因为烟草烟雾中的尼古丁能收缩脐带和子宫的血管，减少向胎儿的氧传递，导致低出生体重。低出生体重是婴儿死亡的一个主要原因，许多情况下是由吸烟引起的。

　　吸烟对孕期胎儿的有害影响能从婴儿期延续到儿童期。孕期及分娩后吸烟的母亲所产婴儿死于婴儿猝死综合征的风险明显增高。对于孕期不吸烟的母亲所产婴儿，二手烟暴露也会导致出生后婴儿猝死综合征风险加倍。

　　在出生缺陷的调查中，发现吸烟会损害精子，并将这种损害遗传给子女。美国在对 1.5 万名儿童进行调查后发现，父母每天吸烟超过 20 支，其子女发生兔唇、心脏瓣膜病或尿道狭窄等先天性缺陷的危险，比不吸烟父母所生的子女多将近 50％，其中多数是父亲吸烟造成的。

三、心脑血管疾病患者

　　吸烟会更容易引发心脑血管疾病。前面已经讲述了关于吸烟对心脑血管的影响，吸烟对正常人尚有很大的危害，而对于心脑血管患者而言，危害就更大了。无论是主动吸烟还是被动吸烟，烟草烟雾中的化学物质都可以使血脂异常，血液黏稠，破坏心肌组织，降低血管对血压和血流的调节能力，进而增加发生心梗的危险。亚太群组协作研究组织（APCSC）研究结果表明，亚洲人群中，吸烟与冠心病风险密切相关，它会使冠心病人死亡的风险平均增加 76％。除此之外，吸烟使缺血性脑卒中的相对危险增加 90％，使猝死的相对危险增加 3 倍以上。

四、呼吸系统疾病患者

　　烟草烟雾对气道的损害与多种肺部疾病的发生有关。吸烟引起的主要非癌症性肺部疾病是慢性阻塞性肺病,包括慢性支气管炎和肺气肿。其他的还有哮喘、呼吸性细支气管炎、社区获得性肺炎和多种类型的间质性肺病。

近来越来越多的证据表明烟草烟雾会损害肺部的结构完整性。烟草烟雾能破坏肺部的胶原,而胶原破坏是烟草烟雾刺激的肺部炎症和破坏进程开始的一个关键步骤,最终会导致肺气肿的发生。对于已经有呼吸系统疾病的患者来说,继续吸烟无疑是火上浇油。

五、癌症患者

吸烟能增加罹患各种肺癌的风险,并且在烟草烟雾中的4000多种化学物质中,超过60种都是已知的致癌物质。因此癌症患者及其家人必须远离香烟及二手烟。

吸烟是约90％的肺癌的直接原因,而在中国,肺癌是男性和女性癌症死亡的首要原因。吸烟也与很多其他类型癌症发生有关,包括口腔癌、喉癌、食道癌、胰腺癌、膀胱癌、胃癌和女性的子宫颈癌。

吸烟有害健康,任何人都应该远离烟草,而对于癌症这些高危群体就更需要重视。吸烟也是一种疾病,有病就应该求医。广大烟民应当及早去戒烟门诊,寻求专业医务工作者的帮助,戒除烟瘾,还自己和家人健康的生活。

戒 烟 误 区

　　戒烟是指染上烟瘾的人如何戒烟。《美国公共卫生杂志》指出,淡型烟比普通香烟更安全的观念是错误的,很多吸烟者把吸淡型烟视为戒烟的替代方法并不可取。除了吸淡型烟来逐步戒烟,有些人选择了通过含糖果来戒烟的办法,但事实上,此种方法往往会加重烟瘾。实验证明,酸性体液能促进尼古丁排泄,当尼古丁在血液中完全代谢后,抽烟者就迫切地想抽第二支烟了。糖是一种酸性食品,大量食糖会使体液由原来的弱碱性转变成酸性,从而促进尼古丁的排泄而加重烟瘾,反而不利于戒烟。

　　戒烟失败最常见的莫过于缺乏持之以恒的毅力,遇到挫折就放弃。戒烟是一件难事,当然不能一蹴而就。其实,很多烟民明知道吸烟的危害、吸烟可诱发多种疾病,可仍然屡戒不绝,这到底是为什么? 在很大程度上是因为烟民对戒烟存在着许多误区,从而影响了自己的戒烟愿望或导致戒而不断、戒后复吸。常见的误区有以下六种。

　　误区一,认为人体已经适应了吸烟的状态,如果戒烟反而会得病。竟然有些吸烟者会认为,多年吸烟后他们的身体已经适应了这种状态,对香烟中的有害物质产生了耐受,如果戒烟反而会因为体内缺少这些有害物质而生病或死亡。这种理论百分之百是错误的,因为世界上至今为止还没有发现一个因戒烟而死亡的病例。有人戒烟后不久便会死亡可能是一种巧合，我们只能说是戒烟太晚了，但绝不可能是因戒烟所引起的。世界卫生组织发表的数据显示，戒烟一年后，心脏病的发病率便会下降一半；戒烟十五年后，肺癌的发病率将与不吸烟人相同。吸烟可能会给身体带来一时的愉悦感受，戒烟后，头晕、口干……甚至原来从没出现的难受症状，这时也"找上门"来，难道真是戒烟导致的吗？

其实，这是由于吸烟者的血液里往往已经含有尼古丁，特别是烟龄较长的人，一旦停止吸烟，尼古丁的含量下降，会明显感觉不舒服，有时出现口干舌燥、六神无主等情况，戒烟者就觉得戒烟还不如吸烟好，自然就会停止戒烟。这种做法是非常错误的，没有研究证明戒烟有害，相反倒是有大量的研究证实戒烟可以延长寿命，少得病。但是，戒烟并不是容易的事情。由于吸烟者对尼古丁成瘾了，因此戒烟会让一些人一段时期内觉得浑身不舒服，沮丧、焦虑、注意力减退，甚至失眠，这些就是"尼古丁戒断综合征"。但这不是戒烟的危害，是戒烟必然经历的过程，造成的这些痛苦都是吸烟带来的，这些症状在戒烟成功后都会消失。

误区二，年轻人身体强壮，少量吸烟危害不大，吸烟的危害离我很远。的确，吸烟越多对身体的危害也越大，但这并不等于说少吸烟就没有危害。尽管吸烟会引起包括癌症在内各种各样的疾病，然而引起疾病需要时间，但吸烟对身体的危害却是在你吸第一口烟的时候就开始了，抽烟致癌的后果往往可能要在抽烟几年甚至几十年后才会表现出来，等到吸烟的危害表现在自己身上时再戒烟已经为时过晚了。烟草不可能让所有抽烟者都患上肺癌或是早死，因为体质有差异。但是抽烟者患肺癌和其他疾病的危险性远远高于非抽烟者，研究结果显示，虽然吸烟的人不是100％会得慢阻肺或肺癌，但是得慢阻肺、肺癌的人中却有80％～90％都和吸烟有关。自己欺骗自己，给了自己找抽烟的借口，是不明智的想法。此外，吸烟导致的疾病并不是要到老年才发作,有很多年轻人也因吸烟得了包括癌症在内的各种疾病。所以,吸烟的年轻人离危害很近,烟龄越长越容易发病,得病就是吸烟的代价,迟早要付出的代价。因此,如果想要身体健康那就不吸烟,而不是少吸烟。因此,只有早期戒烟才能够杜绝吸烟患病的根源。

误区三:戒烟应很容易,想戒随时可以戒。很多吸烟者都有"我就吸这一支"的危险想法,特别是在情绪低落和无所事事时更容易产生。殊不知这种想法和做法都是十分错误的。吸烟是一种高成瘾性、高复发性疾病,吸烟者在无帮助的情况下尝试戒烟,复吸率可高达 90%～95%。要想成功戒烟还真不是一件容易的事,而对于戒烟,国外已有很多成熟的经验值得借鉴。一般来说,戒烟者要经历准备阶段、采取行动阶段和维持戒烟状态阶段。在戒烟前,心理上一定要先做好准备,要考虑清楚为什么要戒烟,你可以把这些戒烟的原因写下来,放在常见的地方,随时提醒你戒烟;也可以把戒烟的决定告诉亲人好友,请他们监督你戒烟;同时要把香烟、打火机和烟灰缸等从家中和工作场所清除。采取行动阶段,要制定一周戒烟目标,开始戒烟后,要注意充实自己的生活,避开那些触发因素,不要和吸烟者在一起等;想吸烟时,可以吃一些水果、口香糖等。一般达到戒断目标是在实施戒烟的第八天。最好不要突然戒烟,这样人会很辛苦,而且复吸率很高,最好到专门的戒烟门诊或者找控烟专家帮忙。据调查,医生指导和合理使用戒烟药物,可使戒烟成功率提高 2 倍以上,如再加上个人戒烟的毅力,成功率会更高。

误区四:有过戒烟失败的经历,就认定自己戒烟是肯定不可能的。戒烟是一个长期的过程,大部分人要戒好几次才会成功。你已经有能力停止抽烟一段时间了,这本身就已经是一种成功。鼓励自己不要泄气,重新开始戒烟。很多烟民都认为仅靠自己的意志和毅力是很难戒烟的,以至于还没开始戒烟就认为自己根本戒不了，对于现在流行的多种戒烟的方法，如五日戒烟法、七日戒烟法等，最好因人而异，可以根据身体的不同情况进行选择。当然要记住重要的一点，还是依靠自己的意志力，这样戒烟的成功率最高。

误区五：戒烟后体重会增加。吸烟与控制体重没有关系。有些人戒烟后发现体重增加，就把吸烟与肥胖联系在一起了。其实是由于烟草中的尼古丁有一定抑制食欲的作用，并能增加人体的基础代谢，加上吸烟能使胃肠道黏膜血管收缩，影响营养的吸收，因此一般来说，戒烟后因为烟雾对身体的刺激消失，各个器官的状态逐渐转好，食欲增加，大部分人的体重会增加。如果不加强身体锻炼，一般增加在 5 公斤左右。但这个问题不大，烟民们要有心理准备，在戒烟后要适当控制饮食，尤其是要少吃甜食，增加运动，这个过程可以很快度过。健康提醒：要想戒烟成功，就应从改善饮食及生活习惯入手。多吃蔬菜，减少酒精及咖啡、茶。少食盐，少食糖，多喝水，多做运动。身体就不会"发福"。

误区六：吸低焦油卷烟危害小。吸低焦油卷烟的人患抽烟相关疾病的几率并没有减少，低焦油并不代表低危害。另外，认为低焦油卷烟是低危害的还使抽烟者产生侥幸心理，更不轻易戒烟。如果以焦油含量高低来区分，吸焦油含量低的卷烟患慢性病的危险相对要小一些，但是对健康的危害不是依据每支卷烟焦油含量的高低，而是取决你吸入的量。很多研究表明，那些吸低焦油含量卷烟的其体内尼古丁的含量并不低于吸普通卷烟的，因为焦油含量低容易让人觉得不过瘾，因此会多吸几根；研究也证实，低焦油含量烟也不是什么"健康烟"，吸这种烟的人得癌症的危险没有降低。而鼓吹低焦油含量可以减少危害只不过是烟草公司推销卷烟的伎俩。

不正确的戒烟方法

1. 对戒烟不作充分的思想准备和物质准备,心血来潮般地想到戒烟就开始:

这是一种轻敌思想,如果没有任何的思想准备和物质准备,就心血来潮般地想戒烟,十之八九要以失败告终。对大多数烟民来说,戒烟不是一个简单想法,是一场克服烟瘾的斗争,这场斗争中的很多问题都不是自己能完全左右的。因此,需要有充分的思想准备,了解一切有用的戒烟知识和方法,制订详细的戒烟策略和计划。戒烟的办法有多种,应该向戒烟成功者取取经,采纳适合自己的建议,或者找专业的医生咨询,制定适合自己的戒烟方案才能正确戒烟。

2. 没搞清自己吸烟的真正原因:

很多吸烟的朋友或是一些戒烟的病人,他们都会说因为社交需要、工作环境的影响等,每个烟民都有促使自己吸烟的原因,有的是受工作环境的影响,经不起别人三番两次"让烟"的诱惑,又没有勇气对吸烟说"不",久而久之染上了烟瘾;有的出于社交的需要,如果没有香烟作为社交工具,他就会觉得工作没有办法开展,谈话没有继续进行下去的理由;有的为了减轻心理压力,工作压力大,为了减轻工作压力靠吸烟麻痹自己的感觉;有的则为了追求时髦,觉得吸烟是时尚的一种代名词。但是无论是什么原因让你染上了烟瘾,一旦你明白了自己为什么要点燃香烟,而且意识到这是一种危害自己又危害别人的行为时,你就会去寻找其他没有危害的方法,来代替香烟。

　　3. 有些烟民怕戒烟失败而被人取笑,不敢公开宣告自己要戒烟,只是暗暗下决心戒烟:

　　千万不能有这种想法,这种想法会让你陷入了孤军作战的境地,导致戒烟失败。所以,戒烟时应大胆地告诉家人、同事、朋友,争取得到大家的帮助,并提醒周围的人,你戒烟也是为了大家的健康,希望得到他们的鼓励和支持。如果你决定戒烟,首先就应该和大家打个招呼,把你戒烟的消息传出去,这样,周围同事、客户就会体谅你,而不再向你递烟,也就少了许多尴尬。也可以开个家庭戒烟"发布会",让妻子、孩子配合你,演练拒绝香烟时的言谈举止。例如,可坚决而有礼貌地说:"谢谢您,我不吸烟!"我想有了这样的准备,你的戒烟大计就成功了一半。

　　4."我就吸这一支",这是戒烟半途而废的主要原因:

　　"我就吸这一支",这是很多曾经戒烟和正在打算戒烟的人都曾经有过的想法。对大多数人来说,即使已经几个星期没吸烟了,但仍不能说戒烟成功。此时,只要点燃一支烟,以前所做的一切准备和努力就会化为乌有。因为一旦吸了一支烟,你就会有更强烈的冲动去吸第二支,于是又重新开始了吸烟。这种"我就吸这一支"的想法是很危险的,特别是在情绪低落和无所事事时特别容易产生。所以我们要在戒烟的时候得到家人和朋友的支持,为我们营造一个适合戒烟的生活环境,从而能达到愉快的戒烟目的。而为了我们自己和他人的健康,当你知道别人在戒烟时,一定要给予正确的鼓励,否则你就是在害人害己。如果你也是个吸烟者,请你一定要给予戒烟者正确的引导,同时反思自己吸烟给自己和他人的危害,为自己下定戒烟决心,正确戒烟。

　　戒烟确有难度,然而任何时候戒烟,都能给吸烟者的生活带来立竿见影的效果,长远地说,对健康大有益处。愿您以正确的态度和方法戒烟,远离烟草,早日脱离烟民的队伍!

正确的戒烟方法

医学研究表明，烟瘾可以分为生理的和心理的，其中生理成瘾者对香烟中尼古丁的依赖程度非常深，需要在医生的帮助下戒除，而心理成瘾者是可以通过自身努力完全戒掉的。这类烟民要想戒烟必须在医生的指导下、借助特殊的器械和药物才能达到效果。而心理成瘾者只要有足够的毅力和决心，采取正确的方法，就一定能戒烟成功。

1. 戒烟要从你做好准备和下定决心的那一刻开始，完全戒烟或逐渐减少吸烟次数，通常 3～4 个月就可以成功。

2. 扔掉你身边所有的吸烟用具，诸如打火机、火柴、烟灰缸、香烟，减少这些物品给你带来的"条件反射"。

3. 避免参与往常习惯吸烟的场所或活动，坚决拒绝香烟的引诱，时刻提醒自己，再吸一支烟足以令戒烟的计划前功尽弃。

4. 强化戒烟意识，时时想到吸烟有害健康，使自己从内心拒绝烟草。如果这种意识不断得到增强，戒烟几天后，自己的味觉和嗅觉就会好起来。

5. 餐后喝水、吃水果或散步，摆脱饭后一支烟的想法。研究表明，在戒烟初期多喝一些果汁可以帮助戒除尼古丁的成瘾。

6. 烟瘾来时，要立即做深呼吸活动，找到不吸烟的替代办法，转移注意力，如做一些技巧游戏，使两只手不闲着，或咀嚼无糖分的口香糖,尽量避免用零食代替香烟,否则会引起血糖升高,身体过胖。

7.告诉周围的家人和朋友你已经戒烟,不要给你烟卷,也不要在你面前吸烟,同时取得家人和朋友的支持,创造戒烟环境对于成功戒烟也至关重要。

8.写下你认为的戒烟理由,如为了自己和家人的健康着想、为省钱等等,随身携带,当你烟瘾犯了时可以拿出来告诫自己。

9.制订一个戒烟计划,逐步减少自己每天吸烟的数量,最后达到完全戒烟,切不可一下子完全戒烟,这样做是最不科学学的,复吸的可能性也最大。

10.安排一些体育活动,如游泳、跑步、钓鱼、下棋、健身等。一方面可以缓解精神紧张和压力,另一方面可以避免花较多的心思在吸烟上。

11.当你有想吸烟的冲动时,可以用喝水来控制。事实证明水是戒烟的妙药,当你感到空腹或想吸烟时,就先慢慢地喝上一杯水。

12.若单独使用行为疗法难以促成戒烟,尼古丁替代法或非尼古丁药物疗法常会帮助吸烟者戒烟成功。尼古丁替代疗法即用含有微量尼古丁的产品,如口香糖、鼻腔喷雾剂或贴在皮肤上的膏药等,来帮助戒烟者缓解戒烟过程中易怒、失眠、焦虑等剧烈症状。尼古丁替代疗法作为一种有效的帮助戒烟的公共卫生措施,应该引起足够重视,以达到促使多数烟民戒烟的目的。

13.当你真的觉得戒烟很困难时,可以找专业医生咨询一下,寻求帮助,找到适合自己的戒烟方案。

14.戒烟过程中,人们都会出现烦躁、头痛、精神不振症状,也就是烟瘾发作。这类症状大多是尼古丁排出体内时发生的暂时性症状,也是恢复健康的证明,要从心理上给自己一个正确的暗示，才能从自身保证戒烟计划的完成。

15.香烟复吸大多是在戒烟后 1～2 周开始，这时身体对尼古丁的依赖依然很强，但只要挺过了这个时期，烟瘾的症状就会慢慢消失，从而达到戒烟的目的，而后你身体的状态就会逐渐恢复正常，你会在生活的各个角落发现戒烟给你带来的益处。

戒烟温馨提示：

1.世上无难事，只怕有心人。不要为自己找不能戒烟的借口，要给自己找到可以戒烟成功的理由。

2.健康是一，其余为零。抽烟有害健康，只图短暂的"饭后一支烟，胜过活神仙"是不值得的。

3.被动抽烟者会吸进去 70％的有害气体，任何人也没有权利危害他人身体健康。为了家人朋友的健康，请再给自己一个戒烟的理由吧。

戒烟的新花样

一个新的戒烟浪潮正在席卷世界,可是也有一些人不以为然,在他们看来,说吸烟有害只不过是空话而已,谁也未见过吸烟对人体器官造成危害的实情实景。这是一些不相信吸烟有害的科学理论或者是科盲者的看法,还有一些是由于烟瘾太重,一离开尼古丁的刺激就会出现难以忍受的戒烟症状的人。基于这种原因,各国科学家、医学工作者想出了一些奇特的办法,帮助吸烟者戒烟。

1. 戒烟香烟

保加利亚有一种戒烟香烟,它的外形同普通香烟完全一样,洁白细长,烟丝是金黄色。但烟丝内不含尼古丁,而是用经过干燥处理的药用植物制成的,其烟味芳香又无损健康,吸过这种香烟就不想再吸普通香烟了。

2. 戒烟烟灰缸

联邦德国科学家研制一种可以帮助人们戒烟的烟缸。每当吸烟者把烟头丢进这种烟缸里,烟缸就会发出阵阵的咳嗽声,提醒人们注意吸烟的害处,在一定程度上引起吸烟者的顾虑,从而达到促进吸烟者戒烟的目的。

3. 戒烟打火机

意大利生产一种带有控制器的打火机。它能显示使用者吸过烟的数量和每次吸烟的间隔时间,因此使用这种打火机的人,每天的吸烟量要比一般人少得多。即使烟瘾很大的人,用这种打火机,也可逐渐减少吸烟量,最终达到戒烟的目的。

4. 戒烟墙纸

加拿大和美国正在生产一种聚合墙纸。这种墙纸每平方米有数万个小孔,每个小孔都填满一种能吸收并消除烟雾的化学物质。经过试验发现,这种贴墙纸对吸烟者还有心理作用,会使他们意识到吸烟给家庭带来了污染。

5. 戒烟漱口水

加拿大牙科医生威廉·纳加配置了一种称作"特办尼尔"的戒烟漱口水。这种药本身并无臭味,但一遇香烟的烟雾就会产生污水般的臭味,而且这种令人厌恶的臭味可以维持18小时。如果每天用这种戒烟药水漱口一两次,只需几天,吸烟者对香烟就会反感,由吸烟造成的心理效应慢慢解除,从而彻底戒掉吸烟的习惯。

6. 针刺戒烟

几年前,荷兰曾报道一位中国医生,在加拿大尼托巴大学医学院用针刺戒烟。受试者80名中半数戒了烟,另一些人接受治疗后,每天吸烟量比原来减少一半。据说,他是用针刺耳戒烟,每次烟瘾发作时,针刺15分钟。目前,香港有人针刺足三里和间使穴,也获得一定功效。

7. 戒烟香水

法国研制了一种戒烟香水,不论吸烟者的烟瘾有多大,只要在衣服或手帕上洒一点香水,就会整天讨厌香烟的气味而不想吸烟了。戒烟香水是一种芬芳的液体,主要成分是多硫化钠加以薄荷、花椒粉、黄碘、香精,还可根据使用者的爱好,配置各种不同香型的香水。一些烟瘾较大又渴求戒烟的人,对这种戒烟香水十分赞赏。

8. 小苏打戒烟

美国一些研究人员找到一种生物化学戒烟法——服用碳

酸钠(小苏打)。他们发现尿液酸性高的吸烟者,通常要比尿液酸性低的人烟吸得多。由于酸性高的尿液会使较多未经代谢的尼古丁排出体外,这样会促使吸烟者多吸烟以维持血中尼古丁的浓度。服用小苏打后,尿的酸度下降,从而减少了吸烟者对烟的需求。

9. 戒烟机器人

美国桑德威尔市,有两个与真人一般大小的机器人,它们能十分逼真地模仿人们吸烟,先把香烟叼在嘴里,然后利索地点燃香烟,还不时从嘴里吐出阵阵烟雾。它们抽完一支,又接一支,简直像个大烟鬼。机器人的胸部是透明的,观众可以清楚地看到,烟雾吸入机器人的嘴里,经过肺部,烟里有害的尼古丁和烟焦油便慢慢地在肺里积聚起来,使肺成了黑肺。许多吸烟者,在亲眼看了机器人的吸烟表演后,很快下决心把烟戒掉了。

10. 戒烟电话

吸烟引起的危害之一就是咳嗽,咳得厉害的时候甚至把血都咳出来了。美国洛杉矶市电话局把烟瘾特重的人的咳嗽声录下来,开办了一项新的电话业务——戒烟电话。当想吸烟的人烟瘾大作,实在无法克制和忍耐的时候,就可以立即拨戒烟电话号码,听筒里会立刻传出剧烈的、骇人的咳嗽声。听到这种声音,吸烟者就会对吸烟产生厌烦情绪,进而打消了抽烟的念头。

11. 戒烟电子烟

电子烟是中国于 2005 年发明的。它本身是一个电子产品,模拟抽烟的整个过程。电子烟采用国际上最通用的尼古丁替代疗法,就是逐步降低抽烟者的尼古丁吸入量。一般是从高到低,逐步降低。而且即使最高浓度的尼古丁含量也只有普通香烟的 1/3,这样就能避免对电子烟产生依赖。电子烟应该是现在尼古丁替代疗法各种产品中戒烟成功率最高的。

它除了采用尼古丁替代疗法，还有一个最大优势，就是不改变抽烟者本人的习惯性动作，这是非常重要的，因为很大一部分烟民，就是摆脱不了这种习惯动作，才一直不能戒烟成功。

名人与戒烟

　　放眼古今中外的烟民大军，上自领袖、将军、思想家，下至黎民百姓、三教九流，浩浩荡荡，不计其数。染烟瘾易，戒烟瘾难。普通人戒烟痛苦，名人戒烟亦痛苦。普通人戒烟可以成功，名人也能够战胜自我，作出表率。

　　名人和普通人一样，由于当时的历史环境，都可能在不知不觉中养成吸烟的习惯，当意识到吸烟的危害时也会产生强烈的戒烟欲望，然而其戒烟之苦也同常人一样，毛泽东、列宁、冯玉祥、卡斯特罗，曾经都是烟民大军中的一员，但最后为了健康与革命，以超凡的毅力彻底戒除了烟瘾，冲出了烟民队伍，回到健康者的王国，堪称"戒烟导师"。

　　在名人们炼狱般的戒烟世界里，或徜徉，或驻足，或极目，或谛听，既有铮铮铁骨、冲天浩气，又有自抚伤痛、独语呻吟。人类所共有的天性在这里显露得无遮无拦，淋漓尽致，令人思，让人悟。"烟""名"之道，是题外话了。但见人间烟火起，孰辨此烟非彼烟！所幸的是，烟瘾面前人人平等，疾病与死亡来了谁都一样。戒与不戒，各自拿各自的主意好了！下面仅介绍一些名人戒烟的故事和大家分享。

毛泽东戒烟

　　毛泽东到底从何时起吸烟，尚无文字记载，但很多资料可以作证，早在井冈山时期，毛泽东的烟瘾就已经很大了。毛泽东习惯吸较淡的纸烟。战争年代革命根据地的纸烟主要来源于国民党军队的战利品。用毛泽东自己的话说,就是"吃百家饭,抽百家烟"。新中国成立后,生活条件改善了,毛泽东吸烟更多了。到了晚年,毛泽东身体发胖,血压偏高,眼睛又患白内障,特别是咳嗽不止,经保健医生检查,发现毛泽东患了咽喉炎。这惊动了许多人,包括周恩来在内。于是,大家开始规劝毛泽东戒烟,保健医生更是力讲吸烟与咽喉炎的关系、吸烟对身体健康的影响,终于使毛泽东痛下决心戒烟。由于毛泽东吸烟时间太长,戒烟经过了一个艰难的历程。起初每当烟瘾发作时,他便抽出一根烟来衔在嘴里,或在手里不断地摆弄着,偶尔放到鼻前闻一闻。有一次,周总理到毛泽东住所,见主席手拿一支烟只闻不吸,周总理同情地说:"主席,您实在熬不住就抽一根吧!"毛泽东闻言大笑,马上将烟放下:"恩来,我已经戒了嘛,不抽了!"经过很长一段时间的煎熬,毛泽东终于告别了香烟,直到去世都没有吸一支烟。

邓小平戒烟

全国七届人大一次会议在 1988 年 4 月 8 日进行了首次选举。邓小平把选票投入票箱后返回座位。接着,他习惯地点燃了一支香烟。不一会儿,一张纸条从台下一排一排地往上递,直到台上的邓小平手里。纸上写着:"请小平同志在主席台上不要吸烟。"小平一看就笑了,连连点头,赶快把烟熄掉。原来写纸条的是著名演员红线女。

1988 年 4 月 16 日,邓小平和菲律宾总统科·阿基诺在友好、愉快的气氛中进行了 50 分钟的会晤。会晤在人民大会堂福建厅举行,近百名中外记者早就聚在那里等候。会晤开始后不久,邓小平问科·阿基诺:"我能抽烟吗?"科·阿基诺风趣地说:"我不能对你说不能抽,因为我不是你这个国家的领导人,但在我们菲律宾内阁开会时是不许抽烟的。"话音刚落,厅内爆发出一阵笑声。

邓小平接着说："在七届人大一次会议上我违反了一个规则，我习惯地拿出一支香烟，一位代表给我递了一张条子，提出了批评。我马上接受，没办法。"说完话爽朗地笑了。以后不久，我们就高兴地听到："小平同志戒烟了！"

冯玉祥戒烟

著名爱国将领冯玉祥将军作战猛、善练兵，素以治军严格而著称。为了把他统帅的西北军练成一支英勇善战、有教养的军队，冯玉祥制定出许多军令，其中有一条就是下令全部队实行戒烟，当众宣布："今后谁要是吸烟，我就叫他把烟头吃了。"有次他当众宣布全军戒烟，如果有违纪者，就罚其吃烟头。

有一次，在惩罚一位吸烟士兵时，士兵顶撞说他也吸烟了。冯玉祥听后回想有一次与友邻部队长官会见时，确实吸了几口烟。于是，他坦率地对士兵说，上梁不正下梁歪。说完，立即从士兵手里抢过烟头，把烟头咽了下去，还把屋里的烟卷全烧了，真是执法严明，军令如山。

由于冯玉祥身先士卒带头戒烟，遂使西北军成为一支称雄当时的"无烟铁师"。冯玉祥不仅在军中禁抽卷烟，更禁抽大烟。他下禁烟令，取缔大烟馆，捉拿烟商，设收容所，办造林队，把抓到的大烟鬼送到泰山造林队强制进行造林劳动，一时传为佳话。他还写诗《戒烟与造林》，诗云：多栽树木，莫抽大烟。林木长大能成材，大烟送你早进鬼门关。好男儿当做栋梁材，为国家建功立业做贡献。

陈毅戒烟

陈毅一度吸烟很厉害。一次，司机常志刚笑着问道："陈老总，你的烟瘾怎么这样大？你说吸烟有啥好处？"陈毅摇摇头叹道："吸烟对人体一点好处也没有，有时我见到烟在燃烧，感到自己也随着毁灭哩！"

　　1954 年，陈毅患了支气管炎，医生郑重地提出要他不再吸烟，他表示坚决戒烟。不久，他去看望毛主席，主席递给他一支烟，他说戒了。毛主席赞赏地说："好呀！你有志气呀！"陈毅后来对其他同志讲："毛主席这么一表扬，我就非戒到底不可。要不，我就成为没有志气的人了！"

马克思戒烟

　　伟大的革命导师马克思曾经有一段时间吸烟很厉害，而且烟瘾很大。他吸烟又快又猛，无论是工作、思考还是休息时，马克思总是嘴里叼着烟斗或雪茄烟，他曾对拉法格说过："《资本论》的稿酬甚至不够付我吸的雪茄烟钱。"他吸烟的时候还有个习惯，常将一半烟放在嘴里咀嚼，说这样可以提高烟的作用。

　　由于大量吸烟，他的身体也受到了极大的伤害。几个月后，他的家庭医生不得不采取行动，严格限制了他的吸烟量。1881 年至 1883 年，马克思的夫人燕妮和长女相继去世，使他的精神遭受了两次致命的打击，经年累月的过度疲劳和吸烟使他的身体垮掉了。他身患多种疾病，严重的气管炎、肺气肿、胸膜炎、胃病和肝病折磨着他，医生禁止他再吸烟。

　　戒烟，对马克思来说是一种莫大的牺牲，但是为了身体和工作，他还是毅然下决心戒烟。在他戒烟以后，当他的战友列斯纳第一次去看望他时，他既高兴又自豪地说，他已经很多天没有吸烟了，而且只要医生不许可，他绝不再吸。这以后，每一次列斯纳去看他时，他总是告诉列斯纳他已经很久没吸烟了。在那一段时间里，他的确没有吸过一次烟，连他自己似乎也不大相信，他如此嗜烟成癖，竟成功地戒掉了烟。马克思的一生是革命的一生，战斗的一生。为了战胜病魔，早日恢复健康，他克制住了自己，以极大的毅力戒除烟瘾，告别了烟斗和雪茄。

列宁戒烟

列宁是从17岁时学会吸烟的。他的母亲玛丽娜·亚历山大洛夫娃十分担心他的健康,因为列宁在童年和少年时期身体并不十分结实,就劝他戒烟。母亲对列宁列举了吸烟对身体有害的种种理由,然后向他指出,在他自己没有挣钱之前,不必要的开支,即使是几个戈比的支出,也是不应当花费的。

当时,列宁是个因参加革命活动而被开除的大学生,毫无经济收入,全家都靠抚恤金生活。思想早熟而又敬重母亲的列宁听从了母亲的劝告,毅然戒了烟,并且终生不吸。

十月革命胜利后,列宁在办公室墙上贴上"禁止吸烟"的纸条。在有人不遵守规定依然吞云吐雾时,他生气地当众撕下纸条,并且说"免得糟蹋规定"。列宁在参加"星期六义务劳动"时,一位年轻的红军指挥员出于敬慕请列宁抽烟,列宁谢绝了,并且幽默地笑着说:"同志,你在战场上和敌人勇敢作战,你为什么不能跟吸烟作斗争?"

古巴总统卡斯特罗戒烟

嘴刁雪茄烟、大胡子、身穿绿军装是古巴领导人菲德尔·卡斯特罗形象的三大特征。从1986年开始,卡斯特罗戒了烟,他的三大特征就少了一个。

这位充满传奇色彩的政治家,是在15岁时,由出身西班牙的父亲完成了对他抽烟和喝酒的"启蒙"。他说:"如果有人逼我戒烟,我会很痛苦,但我在没有做出任何严肃承诺的情况下自动停止抽烟,反而生效。"他确实感到吞云吐雾的习惯能危害自己和他人的健康。他在戒烟的时候说:"我必须为(古巴)公共卫生作出最后一项牺牲,就是停止抽烟。"他戒烟后,发起了"为每户配备一名医生"的运动。他说:"吸烟对身体十分有害,如果每个家庭都不吸烟,就等于配备了一名医生。"

古巴总统卡斯特罗带头戒烟,公开告别了与他有44年缘分的雪茄。尽管在刚戒烟的头 5 年里多次梦见美妙无比的雪茄,但他终于没有自毁一个戒烟元首的形象。为此,联合国世界卫生组织颁发给他一枚特别奖章,以表彰他对人类戒烟运动所作的贡献。

在卡斯特罗的带领下,古巴吸烟人数每年递减 6％,国内香烟需求量递减 7％。烟草工业每年约减少 1 亿美元的收入,烟草商"国内损失国外补",改进装潢向国外推销。

新加坡总理李光耀戒烟

新加坡前总理李光耀原来抽烟一支接一支。后来,为了创建无烟国,为全体国民作表率,他以身作则自动戒了烟。对国家的强烈责任感,使他一举战胜了多年癖好。戒烟也使得他的政治声望进一步得到了提高。

戒烟后的好处

吸烟确实有百害而无一利,但是戒烟后多数的危害还是可以逆转的。因为吸烟对人体危害是一个缓慢发展的过程,只要及时地戒烟就可能一定程度或完全消除这种危害。

戒烟后的身体变化

1. 呼吸系统:吸烟者患肺癌的相对危险度是不吸烟者的十几倍,而一个吸烟者戒烟 10 年后,他患肺癌的危险性将是继续吸烟者的 30%～50%。戒烟还可降低患肺炎、支气管炎的危险性。吸烟是慢性阻塞性肺病(COPD)的主要原因,戒烟后,其随着年龄增长而发生的肺功能下降的速度将接近于不吸烟者的情况。

2. 循环系统:吸烟者死于冠心病的危险度是从不吸烟者的 2 倍。而吸烟者戒烟后一年之内,这种危险度就会降低 50%。坚持戒烟 15 年后这种危险度就会接近于从不吸烟者的水平。

3. 神经系统:与不吸烟者相比,吸烟者死于脑卒中的相对危险度要高一倍。有些吸烟者在戒烟后 5 年内就可把这种危险度降低到不吸烟者的水平,而有些人却需要坚持 15 年才能收到这种效果。此外,戒烟能改善脑血流量。

4. 孕妇:孕妇吸烟,使胎儿和婴儿死亡率高 25%,婴儿出生时体重平均低于正常值 200 克。如果孕妇及其丈夫能在怀孕前就戒烟,她们所生出的婴儿的体重将和从不吸烟的家庭所生婴儿体重基本相同。

5. 体重的影响：有些人担心自己体重会增加，但大量研究显示，戒烟者体重平均增加只有 2.3 千克。这个体重增加量对健康几乎没有任何影响。当然也有极个别戒烟后体重增加较多（超过 9 千克），但戒烟出现这种情况的可能性只有 4%。

戒烟后不仅会有以上明显的变化，还会在不知不觉中提高您的身体素质，从而提高您的生活质量。您一旦选择戒烟，就将选择告别咳嗽气喘、烟灰异味、污浊空气、皮肤衰老以及各种与吸烟相关疾病的困扰……想知道戒烟后的身体会发生哪些微妙的改变和惊人的变化吗？请往下看，也许看完以后会给您戒烟增加一份动力。

戒烟 20 分钟后：随着戒烟后身体里尼古丁含量的降低，全身的循环系统得到改善，特别是手和脚部。

戒烟 8 小时后：血液中的含氧量达到不吸烟时的水平，同时体内一氧化碳的含量减少到一半，患心肌梗死的风险开始降低。

戒烟 24 小时后：戒烟给心脏、血压和血液系统带来的益处便会显现出来，肺开始排泄黏液和焦油，患呼吸道感染、支气管炎和肺炎的风险开始降低。

戒烟 48 小时后：口气清新，尼古丁全部消除，血液中不再检测出尼古丁，你会发现你的味觉和嗅觉开始得到改善。

戒烟 72 小时后：呼吸变得更加轻松，同时你会感到整体精神状态有所改善。

戒烟 3～9 个月后：呼吸问题都得到了改善（咳嗽、气喘减少），而且肺功能提高 5%～10%。

戒烟 1 年后：患心脏病（如心肌梗死、冠心病）的危险性比继续吸烟者下降一半。

戒烟 5 年后：患脑中风的危险性比继续吸烟者减半。

戒烟 10 年后：患肺癌的几率达到了正常人的一半，患脑血管突发事件(脑"中风")的风险几乎与未吸烟者持平。

戒烟 10~15 年后:患口腔癌、食道癌、膀胱癌的危险性接近不吸烟者。

戒烟 15 年后,患冠心病的危险与从不吸烟者相似。死亡的总体危险度恢复到从不吸烟者的水平。因此,任何时间戒烟都不算迟,而且最好在出现严重健康损害之前戒烟。

如果您在 35 岁前戒烟成功,那么您的预期寿命将和正常人一样。

所以您选择了戒烟,您就选择了一个健康清新的生活。"吸烟危及生命的概率是 50%,戒烟等于自救。"这是法国国家戒烟委员会和烟草预防办公室在巴黎举行的第 30 届法国医学沙龙上对所有吸烟者发出的警示和呼吁。

戒烟后生活的变化

戒烟后我们的身体状况会有很大的转变,会给我们的生活带来许多好处,有远期的好处,当然也有近期的好处,而且只要您决心戒烟,而且采用正确的戒烟方法,这些好处会马上体现在您身上。首先我们来看一下近期好处:

1. 味觉改善

戒烟后舌头上的感觉神经恢复了原有的敏感性,能充分品尝到各种食物的风味,您会发现生活比以前更加有滋味,更加甜蜜和幸福。

2. 口臭消除

吸烟者与他人谈话时,口中常会散发出一股令人厌恶的烟臭。在人们的日常交际时,人们总是尽量避免和吸烟者面对面的交流,从而产生许多不必要的误会。每一个吸烟者早晨起床后,往往都会感觉到自己嘴里的口气不清新,有异臭味。如果您选择戒烟,戒烟后口臭便会消除,还您清新健康的口气。

3．牙齿变白

焦黄发黑的牙齿，曾被人们看做是吸烟者的象征，停止吸烟后牙齿的烟垢会逐渐退净。同时由于口腔卫生的改善，各种与吸烟相关的口腔疾病明显减少。

4．咳嗽痰液减少或停止

卷烟烟雾刺激呼吸道，妨碍了呼吸系统的重要防御卫士——纤毛的自洁功能，因而吸烟者常常表现为咳嗽、痰多。戒烟后纤毛恢复了正常功能，痰液分泌减少，咳嗽也随之停止。

5．血压降低

戒烟后由于全身血液循环得到改善，血压可降低 10～15 毫米汞柱，有利于减少动脉硬化、冠心病、脑中风等心脑血管病症发病的危险性。

6．睡眠改善

戒烟后尼古丁的作用慢慢消除，人变得易于入睡，而且睡得很熟，疲劳容易得到很好的消除，精力充沛。

7．视力提高

戒烟后视力可得到一定程度的提高。

8．其他

戒烟后头痛和肩部酸痛会逐渐消失，并且不像以前那样容易感冒。

戒烟后还有许多远期好处，下面简单介绍一下：

1．患癌的危险性减少

戒烟 5～10 年后，其肺癌死亡率比不吸烟者略为高一点，戒烟 10～15 后，得肺癌的机会便可降低到与不吸烟者一样。据日本调查，吸烟总量在 20 万支以内者，戒烟 4 年之后，肺癌死亡率与不吸烟者相同。

2．冠心病的死亡率下降

对患有冠心病的吸烟者来说，戒烟一年，就可以减少一半的发病风险,15 年后降至与不吸烟者同一水平。急性心梗在心血管疾病患者中具有较高的死亡率,而戒烟对控制急性心梗发生率有着较明显的作用。戒烟 1～3 年后,急性心梗发生率就会有较大幅度的下降。可见,戒烟是减少心血管疾病患者死亡率的重要手段。英国对 35～64 岁的医师进行调查,1953 年至 1968 年的 15 年间,由于许多医师戒烟,他们患冠心病的死亡率下降了 6％,而同期未戒烟的普通人群却增加了 9％。吸烟是再次发生心肌梗死的危险因素,戒烟对避免再次心肌梗死十分有利。

3. 防止肺功能变化

许多资料表明,吸烟能损害肺功能。无症状吸烟者吸烟史不长时,常规肺功能检查可能正常,若进行小气道功能测定,常可显示吸烟者存在小气道功能异常,且吸烟年限愈长,对小气道产生不可逆影响就愈大。对于吸烟史较长者,常规肺功能检查即可显示异常。一项研究表明,吸烟 7 年以上者的用力肺活量(指尽力最大吸气后,尽力尽快呼气所能呼出的最大气量 forced vital capacity FVC)、一秒钟用力呼气容积(指深吸气后用力快速呼气,在第一秒钟呼出的气量 Forced expiratory volume in one second FEV1)及最大通气量(指在单位时间内所能呼吸的最大气量 Maximum minute ventilation,MMV)等指标均低于吸烟不足 7 年者,吸烟 30 年以上者则进一步降低。说明吸烟对肺功能影响有累积作用。还有资料表明,被动吸烟也能影响肺功能。研究发现,被动吸烟的儿童闭合容积占肺活量的比值(CV/VC％)、闭合容积占肺总量的比值(CC/TLC％)均明显低于无被动吸烟的儿童,提示小气道已有不同程度的损害。由于直接和间接吸烟均能引起早期小气道功能损害,因此通常所谓"健康吸烟者"宜改称为"无症状吸烟者"。

吸烟者患慢性支气管炎、肺气肿的较多,是不吸烟者

4～25倍。戒烟几周后,咳嗽、咳痰减少,可防止肺功能进一步恶化。

4.有利于优生

孕妇吸烟对优生极为不利,容易造成流产、早产、死产及胎儿发育不良。若在怀孕前4个月开始戒烟,这些不良影响通常就可避免。

5.溃疡病容易治愈

吸烟者患胃、十二指肠溃疡的较多,而且不戒烟就难以治愈。为此,胃、十二指肠溃疡患者务必戒烟,以加快溃疡的愈合。

6.防止寿命缩短

吸烟者的平均寿命比不吸烟者短,例如25岁的人一天吸烟40支,他的寿命比同龄不吸烟者要短8.3年,但戒烟10～15年后,平均寿命与不吸烟者相等。

香烟的烟雾对周围的爱人、孩子、老人、病人甚至一起工作的健康人都有影响。戒烟后可以保持工作环境、生活环境的空气清洁,避免对他人增加不必要的损害和麻烦。吸烟加重了的经济负担随着戒烟而减轻。总之,完全可以说,吸烟是有百害而无一利,戒烟是改善国民健康状况和提高国民经济的唯一而最有成效的措施。因此,为了国家,为了家庭,为了自己与他人的健康,请大家一定坚定意志,排除万难,将戒烟进行到底。

四　禁烟与控烟

控烟工作的重要意义

近几十年来，国际上制定了一些共同行动的控烟措施，依法禁烟，取得了一定成效。随后，人们对吸烟危害健康的认识不断深入，发达国家的控烟运动逐步发展起来，使得吸烟率在发达国家开始下降，但在一些发展中国家反而不降还升，特别是在妇女和青少年群体中，大有发展的势头。1986 年，英国的男女吸烟率已降至 33%；美国、瑞典等国家的吸烟率也均明显下降。1984 年我国 29 个省、自治区、直辖市第一次 50 万人吸烟情况调查表明，全国 15 岁以上人口的吸烟率为 33.88%，其中男性 61.01%，女性 7.04%。2002 年我国的调查数据显示，男子吸烟率高达 66%。在利益的驱使下，烟草商还将尚无判断能力的青少年作为推销对象，某小学的学生吸烟情况调差结果令人触目惊心，除去女生 115 人，吸烟者占男生人数的 36%。

《烟草控制框架公约》签署后的 5 年间，我国卷烟生产量不但没有得到控制，反而从 2004 年的 18736 亿支，增加到了 2010 年的 23752.73 亿支。与卷烟产量直线上升相应的是，同烟草相关的疾病在直线上升，因烟患病、死亡的人数也在直线上升。中国面临日益严重的烟草危害，我国肺癌发病率较改革开放初期增加了 4.65 倍，成为上升速度最快的癌症。目前 2/3 的男性在 25 岁前成为吸烟者，几乎无人戒烟，大约 50% 长期吸烟者在中年或老年时将因吸烟而致死。根据现在的吸烟模式分析，中国现今在 0～29 岁的 3 亿多男性中至少有 1 亿人最终将因吸烟而死亡。目前我国每年死于吸烟相关疾病者已经达到 100 万人，如果目前的状况不加以控制，到 2025 年这一数字将达到 200 万人，而到 21 世纪中叶，累计将会有 1 亿中国人死于烟草相关疾病，其中将有一半会在 35 岁到 69 岁之间死去，这样的数字足以让我们每一个中国人为之震撼。

我国的控烟工作还面临着很多严峻的问题和挑战，烟草行业一直是政府财政收入的纳税大户，导致政府很难对其"下手"。为此，中国 60 多位公共卫生专家、经济学家、法学家等首次联手，历时一年半对控烟与经济发展进行研究，结果发现，烟草流行是中国慢性病快速上升的主要危险因素，烟草业已成为最大的健康危害型产业。在我国，烟草导致的健康危害已使其社会经济效益呈负值，由吸烟导致的包括医疗成本、劳动力损失等社会成本已经远远高于烟草行业的总成本、缴税总额、就业贡献等价值总额，而在未来 20 年这种净效益还会增大。一直以来，吸烟的合法性问题给控烟工作带来了很大的困扰，我们要去尽力制止一项合法的行为颇似无稽之谈，但吸烟给人们带来的巨大危害使我们不得不去面对这项棘手的工作，所以，控烟是关系国计民生的大事，控烟工作迫在眉睫。

控烟工作现在已经在世界范围内广泛开展，而且已初见成效。《烟草控制框架公约》的签订是人类控烟史的一个重要的里程碑。公约的签订更加明确了控烟的重要性，不仅让每个人都把"吸烟有害健康"的概念熟知于心，而且警示人们吸烟已经成为了危害社会的一个公共问题。现在，控烟与戒烟的成败已经关系到整个国家的荣誉，也体现了整个国家的国民素质。只有全社会各界共同关注，加大宣传力度，落实各部门职责，调整和修订相关的政策法规，同心协力，自觉履行控烟策略，才能营造出一个无烟社会。

控烟工作回顾

500 多年来，烟草给人类的健康带来了严重的威胁和灾难。1602 年伦敦大主教因吸烟致死震惊了世界，英国国王詹姆士一世发动禁烟运动，并亲自撰写了《扫除烟害运动》一书。随后，世界上不少国家相继颁布了禁种、禁售、禁吸烟草的法规。

1639 年我国明朝崇祯皇帝曾明令禁烟，"嗜烟者死"，并发布禁烟告示。文中说："你应该毫无羞愧地抛弃这污秽玩意儿，接受它是不可饶恕的愚蠢，使用它是天大的过错。它是一种伤目、刺鼻、害脑、坏废的丑恶东西。"同时，将烟草的进口税由原来的 200％提高到 4000％，下令禁种、禁买烟草，禁止从西班牙、葡萄牙输入烟草，并派人捣毁了烟店和烟田。此后，俄罗斯、奥地利等国国王都明令禁止吸烟。土耳其甚至颁布了一道禁令：凡吸烟者，杀无赦。一个月后，在伊斯坦布尔市中心，100 人因吸烟被处决，其后每月处决一批，禁烟四年，处死者近万人。清康熙十二年（1673 年）颁发禁烟令，任何拥有烟草者将被处以死刑；乾隆元年（1736 年）在《请定经制札子》中明文规定禁止种烟，并极力反对吸烟。

18、19 世纪对于烟草禁控有所松动，烟草得以发展。伴随着蒸汽机的轰鸣，烟草开始大规模地种植、加工。19 世纪出现了雪茄烟，19 世纪下半叶又发展了手工卷烟，随后是机制卷烟，使吸烟者更为方便。由于具有一定药物作用，两次世界大战中,烟草的需求量大大增加。第二次世界大战后,卷烟工业机械化急速发展,吸烟率上升更快。20 世纪 50 年代,在 16 岁以上的男性中,吸烟率高达 75％,这一时期的好莱坞电影中也充斥着手执香烟的西部牛仔。这是历史上吸烟之风最盛的时期。

　　吸烟有害健康早已被科学所证实。崇祯十六年(1643 年)方以智著《物理小识》一书中指出:"烟草久服则肺焦,诸药多不效,其症为吐黄水而殁。"1990 年流行病学者对人类流行疾病的调查研究,发现患肺癌的病人逐年增加。1916 年我国出版的《延年益寿》书中漫画记载:"香烟害人,如蛇缠身,男女老幼,切勿沾唇。"1934 年同济医科大学吕富华教授在德国留学时发表《关于家兔涂布烟草焦油致癌的研究》的论文,是第一个提出"烟草有致癌性"的科学报告。另有实验证明:吸烟 20 年后,年龄 45 岁的人,要比不吸烟的人群患肺癌概率高 10 倍以上。此后,随着研究工作的深入,烟草危害健康的证据越来越多。

　　出于人类健康等方面的原因,在 20 世纪初叶至中期,越来越多的人出于健康的考虑投入控烟运动。20 世纪 50 年代国际上出现过大规模的反吸烟运动。1950 年英国皇家医学会和 1964 年美国医政总署发表"世界吸烟与健康"的报告,也都明确了吸烟对人体健康的危害,特别是与肺癌和心血管疾病有密切的关系。1964 年,美国公众卫生局发表报告,认为"吸烟是人类的杀手",引起全国震动。1967 年在美国纽约首次举行了"世界吸烟与健康"会议,呼吁世界各国重视控制吸烟的工作。

　　基于大量对吸烟导致疾病的研究,1969 年,世界卫生组织(World Health Organization,WHO)下属的泛美卫生组织指导委员会美洲区域委员会及欧洲区委员会通过了关于控制吸烟的决议,控烟运动翻开了新的篇章。决议内容包括:吸烟严重危害人体健康,禁止在世界卫生组织开会的场所吸烟。1983年第5届"吸烟与健康"国际会议上规定,含有20毫克/支以上焦油的卷烟,在世界范围内停止生产与出口。所有卷烟及烟草制品应注明"吸烟危害健康"的警告,并明确标出焦油、烟碱、一氧化碳的含量。

1989年《欧洲经济共同体关于卷烟焦油量的限制》草案中明确规定:"在欧洲经济共同体内销售的卷烟。从1992年12月31日起,最高焦油量限制在15毫克/支以内。到1997年12月31日,最高焦油量限制在12毫克/支以内。"此草案得到欧洲及共同体国家法律上的认可。以美国为代表的国家还实施了烟草危害赔偿法。1999年4月,俄勒冈州法院裁定菲利普·莫里斯公司须向一名患肺癌死亡的卷烟消费者家属赔偿8100万美元,这是历史上单一卷烟消费者所获得的最高金额的赔偿。

1987年世界卫生组织做出决议,把1988年4月7日即世界卫生组织成立40周年纪念日作为第一个"世界无烟日",从1989年起"世界无烟日"定在每年国际儿童节的前一天,即5月31日,以便提醒人们注意烟草对儿童的危害。自1987年以来,我国已组织开展了26个以"世界无烟日"主题为中心内容的控烟宣传活动。1980年世界卫生组织提出"要吸烟还是要健康,任君选择"的口号,并把这一年定为"反吸烟年"。在世界卫生组织的号召和推动下,到1995年,联合国及其专门机构的办公室成为无烟环境。从1996年7月1日起,国际民航组织开始在国际航班禁止吸烟。

自1994年起,国际上每两年举办一次国际戒烟竞赛(Quit & Win),该竞赛的只要目的是通过奖励来支持、鼓励人们戒烟。通过动员广大民众在一段特定的时期内共同戒烟,从而对社会产生了积极的影响。戒烟竞赛的成功之处不仅在于能为戒烟者提供获得大奖的机会,其更深远的意义在于向每个参与者表明,戒烟的人战胜了烟草以及烟草带来的危害,每一个戒烟者都是胜利者,而胜利者赢得的最大奖励就是健康。

　　经过世界卫生组织 20 多年的努力,在 1996 年 5 月召开的第 44 届世界卫生大会(World Health Assembly, WHA)上,191 个成员国达成了建立世界烟草控制框架公约(Framework Convention on Tobacco Control, FCTC)的协议。1998 年,世界卫生组织新任总干事布伦特兰博士提出了无烟倡议行动(Tobacco Free Initiative, TFI),并将制定《烟草控制框架公约》作为任期目标。1999 年第 52 届世界卫生大会通过了 WHA52.18 号决议,决定着手制定烟草控制框架公约及相关议定书,同时将成立由所有成员国参加的政府间谈判机构和框架公约工作组。这是世卫组织首次动用其《组织法》第十九条所规定的权力来制定的一份国际法律文书,它将成为世卫组织第一个全球性公约,也是针对烟草的第一个世界范围的多边协议,其目的在于对全球的烟草和烟草制品予以限制。该公约一旦签署生效,各成员国都必须把公约内容融入本国法律,对烟草的生产、销售、税收、广告等多方面进行限制,所以该公约直接决定着烟草业的前途。

　　2003 年 5 月 21 日,在第 56 届世界卫生大会上,经过历时 4 年 6 轮的谈判,世界卫生组织的 192 个成员国通过了第一个限制烟草的国际性公约——《烟草控制框架公约》。这是世界卫生组织主持制定的第一部全球性公约,并于 2005 年 2 月 27 日生效。《烟草控制框架公约》是一个由各成员国以国际协定方式达成的全面执行的世界烟草控制协议的法律文件。它的既定目标是实行全面的烟草控制战略,框架公约的制定将对各国控烟工作起到有力的促进作用。公约还将建立经济和技术援助机制,提高国家的行动能力,从而推动全球控烟工作的开展。框架公约的制定标志着烟草控制已经走向以国际法为依据的全球控烟,控烟运动的形式已由个人、组织或国家的行为提升成为全球范围内有组织的、有计划的统一行为，反烟浪潮正在席卷全球的每一个角落。

　　中国政府积极参与了《烟草控制框架公约》的缔结过程，于 2003 年 11 月 10 日签署了公约，是第 77 个签约国。十届全国人大常委会十七次会议于 2005 年 8 月 27 日批准了该公约，10 月 11 日正式向联合国交存了批准书。2006 年 1 月，公约正式在我国生效。该条约目前已有 160 个缔约方——193 个卫生组织成员的 159 个国家和欧洲共同体。近十年来，成员国中有不少国家把公约的内容融入本国法律，对烟草生产、销售、税收、广告等多方面进行限制，控烟运动取得不少成效，英、美、日等国吸烟率都在不断下降。

我国控烟工作

　　1979 年 7 月 23 日经国务院批准,由卫生部等四部联合发出"关于宣传吸烟有害与控制吸烟的通知",开始了我国控制吸烟的进程。我国控烟工作已经走过了 32 年的风雨历程。1982 年我国由叶恭绍等九位教授发起成立了"中国吸烟与健康协会筹备组"。到 1990 年 2 月正式成立了中国吸烟与健康协会,吴阶平副委员长出任首届会长。1986 年 1 月中央爱卫会和卫生部公布了《关于全国五十万人吸烟情况抽样调查的报告》,全国 15 岁以上人群吸烟率为 33.88％,男性为 60.01％,女性为 7.04％,全国吸烟人数约 3 亿。

　　目前,我国控烟的法制逐步增多,组织实施体制也在进一步加强,控烟的舆论氛围也初步形成并取得一定的进展,为控烟大业奠定了坚实基础。在推动控烟工作的过程中,1990 年我国卫生部曾拟定了《吸烟危害控制法》,继之在全国人大常委会先后审议通过的中华人民共和国《烟草专卖法》、《未成年人保护法》、《广告法》和《预防未成年人犯罪法》中都列入了控制吸烟和对烟草广告的限制条款。全国现有 88 个城市颁布了《关于公共场所禁止吸烟的规定》,有些城市还通过地方法规"禁止设置户外烟草广告",使控烟工作走上法制管理的轨道。自 1992 年起,以青少年控烟为重点,在全国开展创建无吸烟学校的活动,收到较好的效果。

　　1997 年 8 月在北京召开的《第十届世界烟草与健康大

会》,有 114 个国家或地区的 1800 名代表参加,江泽民主席出席开幕式并作了重要讲话。这次大会的召开不仅表明中国党和政府对人民的健康和控烟工作的高度重视,而且也显示中国政府愿与国际社会一道开展广泛的合作,共同应对烟草危害的坚定决心。但对于我们这样一个烟草大国,控烟工作任重而道远。

1990 年至今我国已召开了 13 次全国与国际控烟学术会议。1997 年公布的《1996 年全国吸烟行为的流行病学调查结果》指出,全国人群总吸烟率为 37.62%,比 1984 年上升 3.74% 个百分点,男性为 66.94%,女性为 4.19%,总吸烟人数为 3.2 亿,其中女性为 2000 万,特别是青少年和妇女的吸烟率呈上升的趋势。1998 年《中国 25 万人吸烟与死亡前瞻性研究》的报告指出,如不改变目前吸烟的现状,到 2050 年,中国将有 300 万人死于吸烟。中国控烟吸烟的任务非常艰巨。

2003 年 11 月 10 日,我国正式和世界卫生组织签署了《烟草控制框架公约》,是第 77 个签约国。该公约于 2006 年 1 月正式生效。按照《烟草控制框架公约》的规定,每一个缔约方应根据其宪法或宪法原则广泛禁止所有的烟草广告、促销和赞助。达到此要求的时限是签约后五年。但是我国国内的相关法律却和《烟草控制框架公约》有很大差距。如《广告法》只是限制直接的烟草广告,而且只在广播、电影、电视、报纸、杂志五类媒体和影剧院、等候室、会议室、运动场四类场所禁止刊播,对间接烟草广告没有禁止性条款。因此,烟草在广告牌、互联网上的广告宣传以及各种促销和赞助活动随处可见。

2007 年中国青年报社会调查中心与题客调查网联合进行调查(24211 人参加)。在本次调查的受访者中,经常吸烟的人占 12.9%,21.7% 的人"偶尔吸",65.4% 的人"从来不吸"。值得注意的是,无论有没有吸烟习惯,认同"吸烟对在场的其他人有害"这一观点的人占了压倒性比例——97.9%。

84.6％的人进一步认为，"在公共场所吸烟，让周围的人被迫吸二手烟，这是不道德的"；本次调查还认为，83.6％的受访者赞成对影视剧中的吸烟镜头加以控制。有人统计了近两年的国产影视作品，36％有吸烟镜头，平均每部30个，每12分钟就出现一次。而这些影视作品对一些缺乏判断力的观众，尤其是青少年，有着很严重的误导甚至是毒害作用。本次调查结果还显示：70.7％的人赞同在公共场所禁烟。在调查列举的诸多公共场所中，被认为最该禁烟的是学校、医院和影剧院（83.3％），其次是火车、汽车等公共交通工具（81.2％），接下来是超市、银行、百货公司、商场（75.8％），以及饭店、餐厅（70.8％）。另外，有71.2％的受访者认为，"只要是公共场所，室内就该禁烟"。

2007年9月北京成功举行"绿色 TAXI——无烟车厢，人人健康"出租车控烟活动启动大会。自10月1日起，全市6.6万辆出租车内将贴上统一印制的"禁止吸烟"标志，实行全面禁烟，北京出租车率先开展了禁烟工作。北京市运输管理局下发的《关于做好出租汽车车内清洁源头管理的通知》称，乘客若发现出租车司机在车内吸烟，可以用手机拍下现场照片等方式保留证据，向北京市运输管理局举报。情况查实后，抽烟司机将被处以100元或200元罚款。2008年10月起，北京地区出租车全面禁烟，这意味着司机、乘客都不能在出租车里抽烟了。无论是司机或者是乘客，不按规定仍在车内抽烟，都会有处罚措施。

随后，上海大众出租汽车公司在上海出租行业内率先推出"无烟车"，该公司所有出租车都在挡风玻璃显要位置上粘贴"无烟车"标志，可以使乘客一目了然。大众出租汽车公司指出，上海出租车厢内的烟味、异味一直影响着乘客的出行感受。大众出租希望推出"无烟车"倡导乘客、驾驶员都来为他人着想，能为大众营造一个良好的乘车环境。

2008 年 3 月,北京市颁布了《北京市公共场所禁止吸烟的若干规定》,并于 2008 年 5 月 1 日开始实施。新的政府令明确规定了 10 类场所 100％全面禁止吸烟。2004 年 4 月 20 日温家宝总理在人民大会堂会见世界卫生组织(WHO)总干事李钟郁博士时,承诺力争将 2008 年北京奥运会办成无烟奥运会。

2008 年北京奥运会是世界《烟草控制框架公约》生效后举办的第一个奥运会。打的不能抽烟,去饭店也不能抽烟,工作场所不能抽烟,奥运主办城市先后出台了禁止吸烟的法规。伴随着 2008 年"无烟"奥运会的成功举行,"无烟"正在悄然改变着中国人的生活。无烟奥运的净化作用虽然短暂而有限,但无烟奥运体现了奥林匹克运动教育功能的普遍性,倡导了一种健康的生活方式。我们要借助"无烟奥运"的理念,最终实现未来"无烟社会"的目标。

我国还相继开展了无吸烟场所、无吸烟单位、无烟草广告城市的创建和认定工作;对烟草工业企业加大联合重组,严厉打击烟草非法贸易,禁止向未成年人出售香烟,在中华人民共和国领域内禁止使用自动售烟机等等。中国控烟工作全世界有目共睹。

我国控烟工作虽有一定成效,但是离我国对控烟的承诺和目标还有很大的差距。我国签署《烟草控制框架公约》的五年间,作为该公约的缔约方,我国承诺 2011 年 1 月 9 日前在室内外公共场所实现 100％禁烟。北京等 150 个城市和地区虽说都颁布了公共场所禁烟规定,但都因种种原因有规难行。但时至今日,囿于相关部门政企不分、烟草涨税不涨价等原因,我国仍无一部国家级的无烟立法,履约 5 年内,不仅全民吸烟率没有下降,二手烟受害者却在不断增加。据《2010 年中国控烟报告》,我国每年有 100 多万人死于烟草相关的疾病。虽然吸烟者享有吸烟自由和吸烟权,但吸烟者在吸烟的同时还要履行不得对不吸烟者造成危害的义务；而不吸烟者也享有免受二手烟危害的自由和权利。目前，我国尚无一部专门针对公共场所禁烟的法律，因此，想要控烟，国家立法才是关键。

2010年5月10日，卫生部召开新闻发布会，卫生部妇社司司长杨青介绍说，为了履行《烟草控制框架公约》第八条的目标，卫生部将于2011年率先实现卫生行政部门和医疗系统的100％无烟。卫生部门能管的只有医疗卫生系统，所能做到的就是在医疗系统全面禁烟，发挥一定的带头作用，全国性的立法才是禁止在公共场所吸烟的关键措施，也是履约的必然途径。然而，官方和学者都表示，我国实现全国性立法很难。首先，烟草工业带来的经济效益问题，比如云南是烟草大省，如何在实现控烟的情况下不影响社会经济的发展；另外，一个如此大的国家，如何实现情况不同的地区能够通过一部法规来控烟，也值得探讨。

即使全国卫生行政部门以及医疗系统实现100％无烟，那么，4万多家县级以上的医疗机构、29万家乡镇社区以及所有的卫生行政部门的"禁烟面积"加起来，放在全国来看，大概也只有全国公共场所禁烟范围的2％。这个数字虽然只是估计，但至少很有限，我们所能做到的就是率先带头禁烟，起个示范作用。

2010年7月15日，教育部办公厅和卫生部办公厅联合发布了《关于进一步加强学校控烟工作的意见》，各级各类学校应将控烟宣传教育纳入学校健康教育计划，通过课堂教学、讲座、班会、同伴教育、知识竞赛、板报等多种形式向师生传授烟草危害、不尝试吸烟、劝阻他人吸烟、拒绝吸二手烟等控烟核心知识和技能。通过"小手拉大手"等形式，学生向家长宣传控烟知识，劝阻家人不吸烟和避免被动吸烟。

教师在学校的禁烟活动中应以身作则、带头戒烟，通过自身的戒烟,教育、带动学生自觉抵制烟草的诱惑。教师不得在学生面前吸烟,并要做到相互之间不敬烟,不劝烟,发现学生吸烟,及时劝阻和教育。学校应积极倡导和帮助吸烟的教职员工戒烟,摒弃不健康的生活方式。中职和中小学校及托幼机构室内及校园应全面禁烟。高等学校教学区、办公区、图书馆等场所室内应全面禁烟。各级各类学校校园内主要区域应设置醒目的禁烟标志,校园内不得张贴或设置烟草广告或变相烟草广告并禁止出售烟草制品。

2011年3月22日卫生部公布了修订后的《公共场所卫生管理条例实施细则》,修订后的实施细则自2011年5月1日起实施。其中新增加了"室内公共场所禁止吸烟"等规定。《公共场所卫生管理条例实施细则》第十八条明确规定:室内公共场所禁止吸烟。这次修订实施细则,表明了卫生部积极履约控烟的决心。

修订后的实施细则具体规定,公共场所经营者应当设置醒目的禁止吸烟警语和标志。室外公共场所设置的吸烟区不得位于行人必经的通道上。公共场所不得设置自动售烟机。公共场所经营者应当开展吸烟危害健康的宣传,并配备专(兼)职人员对吸烟者进行劝阻。新版实施细则还进一步明确了执法主体,强化了公共场所经营者的责任,加重了处罚力度等。

这次修订,从很多环节上对公共场所经营者的责任作了具体规定,强化了经营者"第一责任人"的角色。这些具体的规定都是根据以往监督经验制定的,有很强的可操作性,便于经营者按规定落实自己的责任。原来的实施细则对违规者罚款为20元至2万元,修订后的实施细则将罚款提高为500元至3万元,加大了处罚力度。加大处罚,目的是起到教育作用,加强实施细则的执行力度。

这些年来,《烟草专卖法》、《未成年人保护法》、《广告法》、

《禁止在公共交通工具上吸烟的规定》、《学校卫生工作条例》和《公共场所卫生管理条例实施细则》修订版等控烟的国家法规以及众多的地方法规的发布,为我国控烟提供了法律依据,控烟法规体系初步形成。国家禁止在公共场合和大众媒体做香烟广告;划定一些公共场所禁止吸烟,还宣传和动员人们少吸烟或者不吸烟。这是国家控烟的例证。无烟医院、无烟学校、无烟单位、无烟公共场所、无烟草广告城市的推广初见成效。如公共汽车、火车上吸烟现象大为减少,民航班机已实现了全面禁烟,部分医院成为无烟医院,为在公共场所实施控烟开了个好头。公民个人拒绝香烟,在知识层次较高的群体中也表现得可圈可点。

　　然而,在控烟这条道路上,我国控烟工作收效甚微,世界上很多国家烟草销售和需求量在下降,而我国烟草销售和需求量不降反升。我国人群的吸烟率居高不下,与公约要求差距甚大。目前,全国尚有 3.56 亿烟民,与 2002 年相比几乎没有变化,遭受二手烟危害的人群更是高达 7.38 亿。烟民们的吸烟年龄提前,吸烟人群开始年轻化,而且年轻人特别是年轻女性吸烟率呈上升趋势。

　　自 2005 年以来,我国的烟草生产量和消费量并没有减少,反而增加了 20% 多。我国的烟草税一直居高不下,根据全国烟草专卖局网站提供的数据,2004 年全国烟草行业实现工商税利已达到 2100 亿元;2005 年,烟草全行业的工商税利达 2400 亿;2008 年,全国烟草行业累计产销卷烟 22000 亿支(4400 万箱),累计实现工商税利 4499 亿元;2010 年烟草行业实现工商税利 6045 亿元。自 1987 年以来,烟草每年给国家上缴税利连续 18 年均居全国各行业之首,中国烟草行业为国家的现代化建设可谓是做出了巨大的贡献。然而,烟草税的增加引起了我们更多的思考,烟草税收的增加说明了不是吸烟人数增加,就是原有烟民吸烟量提升。繁荣的烟草业具有明显的经济效益,可提高税收,增强国家财力,扩大就业群体。这是一对"利效"难以两全的矛盾,如果这个矛盾不解决,将在长时间内影响我国控烟工作的进程,从而影响中国的未来。

控烟有利于减轻烟草危害,保护广大群众的健康。为了未来中华民族的健康,我们应该大力提倡戒烟。国家应创造更好的戒烟环境,多寻找戒烟办法,鼓励与支持公民告别香烟。在现阶段,至少不应从政策上鼓励种烟和新开工建设烟草企业,逐步实现全面禁烟。如果我们总是贪图烟税收入,这是一种饮鸩止渴的行为,其后果只能是得不偿失。

据新华社发布的《控烟与中国未来——中外专家中国烟草使用与烟草控制联合评估报告》指出,尽管现阶段烟草业在我国国民经济中占有相当地位,但由吸烟导致的医疗费用及生产力损失正逐年增加且增幅持续扩大,烟草业带来的综合效益已呈负值。根据报告,2000 年后,我国人群在 20 多年的高吸烟率后,其负面健康效应正在表现出来,烟草归因死亡人数明显增加。据保守估计,2020 年我国归因于烟草的年死亡人数将达到 200 万人,占世界烟草归因死亡人数比重的 21.3%,2030 年将达到 350 万人,占世界预测烟草归因死亡人数的 43.75%,进入烟草疾病负担高峰。

报告里还强调,烟草疾病负担高峰的到来将与我国"人口红利"期的结束一致,这无疑将使全社会面临沉重的疾病负担,对医疗服务和医疗保障体系带来严峻挑战,进一步损害逐步减少的劳动力资源。与此同时,预期的疾病花费,又会影响人们的储蓄、消费等行为,冲击经济的持续增长。因此,烟草业已经成为我国最大的健康危害型产业,成为经济转型、产业转型的重中之重,加强我国的控烟工作已经成为了关系国计民生的大事。

控烟的确是个需要全社会共同参与的工作,需要我们大家动员全社会都来支持,共同参与和配合。国际框架公约的制定和实施是从国际方面世界各国政府联合起来。中国的签署表明中国政府正式承诺有效开展和执行框架公约相关工作内容。但是,仅仅有国际和国家层面的行动是不够的,必须是从上到下和从下到上都行动起来,切实有效开展控烟工作,整个社会才能彻底改变。国际上已经有很多成功经验证明,在社会风俗没有转变的情况下都可以成功控烟。

　　总体而言,我国多年来控烟工作并未取得实质性进展,吸烟人群总数、被动吸烟人数居高不下,人群的控戒烟意识均有待提高。作为世界烟草生产和消费大国的我国,吸烟者占世界吸烟总人数的四分之一,尽管我们没有能力去改变整个社会,但我们一定有能力改变自己的生活和工作环境,从自己的家庭做起,从自己的工作环境做起,您已经改变了您身边的社会。中国作为世界人口及烟民大国,做好我国的控烟工作,对世界的控烟工作将是一个巨大的贡献。

河南省控烟工作

河南是一个人口大省，也是烟草大省。早在 1996 年，"河南省爱国卫生条例"中曾涉及有关公共场所禁止吸烟的条款，但是据调查显示，这些控烟法规形同虚设，大多地方对吸烟者无任何约束力。

自 2004 年以来，为了进一步提高全社会对吸烟危害健康的认识，营造一个无烟健康的社会环境，河南省各地市疾控中心积极响应省卫生厅、省爱卫会的号召，精心筹划、认真组织各种控烟活动，动员全社会参与到国际戒烟竞赛中来，并取得了优异的成绩。

河南省积极响应教育部办公厅和卫生部办公厅联合发布了《关于进一步加强学校控烟工作的意见》，为履行《烟草控制框架公约》，落实《中华人民共和国未成年人保护法》有关要求，使青少年远离烟草危害，在全省范围内创建了无烟学校。

为贯彻落实卫生部等四部门联合下发的《关于 2011 年起全国医疗卫生系统全面禁烟的决定》，进一步加强控烟工作，我省全面开展创建无烟医疗卫生机构工作，全省各级医疗卫生机构迅速将控烟工作列入重要议事日程，根据《决定》要求，建章立制，强化措施，逐步建立和完善控烟考评奖惩制度，对机构内的吸烟现象严格管理，引进外部监督机制，接受社会监督。广大医务人员自觉成为控烟工作的表率的同时，还要积极发挥专业优势，为群众提供规范的戒烟服务，争取实现 2011

年"卫生行政部门和医疗卫生机构全面禁烟"的目标。截至目前,按照卫生部无烟医疗卫生机构评分标准评估后,我省876家医疗卫生机构达到了无烟标准,通过率为92.7%,顺利完成了2010年目标。按照要求,2011年整个卫生系统全面禁烟。考核要求医疗机构室外吸烟区必须远离密集人群和必经通道,而且通风良好。哪怕是个棚子,也算室内。郑大二附院、省妇幼保健院等9家医疗机构被授予"河南省无烟医疗卫生机构示范单位"。

医院实行禁烟,除了患者外,医生也是一个庞大的吸烟群体。2005年,我省进行了医务人员吸烟行为流行病学调查,调查涉及省、市、县、乡医疗卫生机构的5169名临床医生。分析结果表明,我省医生总吸烟率为27.5%,医生的吸烟率明显高于社会平均水平。国际上成功的控烟经验表明,一个国家的医生吸烟率高,普通人群吸烟一定处于上升趋势;医生吸烟率下降,全社会人群吸烟水平就会下降。省卫生厅要求,每一名卫生工作者都行动起来,自觉投入到控烟活动中,要求有吸烟习惯的职工不在公共场所吸烟,特别是不在医疗活动中吸烟。我国要彻底实现公共场合完全戒烟,必须得立法,因为习惯需要通过法律慢慢来约束形成。

中国未来控烟重点

加大禁烟宣传力度,扩大舆论影响

中国有近 9 亿人受到烟草危害及健康威胁,这是个庞大的人群。如何保护近 9 亿人不受烟草烟雾危害,是个庞大的社会系统工程,对广大公众持续开展有益于健康的控烟教育活动永远是控烟工作的主轴,也是我国控烟能否取得成效的关键。控烟宣教需要讲究艺术,提高效力。宣传吸烟的危害,要以通俗易懂的语言告诉吸烟者吸烟对健康损害这一科学道理,对之晓之以理,动之以情。

吸烟危害健康的宣传针对不同人群应有其侧重点和要求。对那些吸烟史长的成年人,除了规劝以外,还应告诫要承担起家庭、社会和道义责任,至少不应使他人,尤其青少年被动吸烟。对这部分"明知山有虎,偏向虎山行"的人,宣教只能是"广种薄收"。对那些涉世未深、"不知山有虎,误向虎山行"的青少年,应当使取得的宣教效果好比收获庄稼,力争"粒粒归仓"。对于我国的政府官员和公务员,要提醒他们应承担的责任,以身作则,起到表率作用,时刻牢记中国政府对《烟草控制框架公约》所承担的义务。

我们要开展以大众传媒为主导,利用网络扩大宣传覆盖面,通过现代化的信息传输平台作为载体等多种形式的宣传教育,广泛开展吸烟与健康的科学知识普及教育,增加公众对烟草危害性的认知,从而由认知改变引导控烟行为的转变,让更多的烟民能够真正了解烟草的危害性,从而达到自觉戒烟的目的。

中国的控烟工作必须在中央政府领导下,各部委、各级政府各司其职,齐抓共管,制定国家控烟规划,并更加广泛地在公众中开展控烟教育及健康促进,让大众更详细地了解烟草烟雾的危害,通过加大对控烟教育、控烟宣传、控烟促进活动的经费支持,促使吸烟的人戒烟,青少年不吸第一支烟,不吸烟的人不受二手烟危害,才能使控烟工作卓有成效地开展,营造一个健康无烟的清新环境,让每一个中国人都能享受健康的生活。

加强公共场所禁烟力度

按照《烟草控制框架公约》要求,2011 年 1 月,我国应该实现在室内公共场所、室内工作场所、公共交通工具和其他可能的室外公共场所中全面禁止吸烟,但从目前来看没有达到要求。"十二五"规划纲要明确提出"全面推行公共场所禁烟",这是控烟首次被列入国家规划。

我国出台公共场所禁烟地方性法规的城市有 150 多个,占地市级城市的一半。从各地现有的禁烟规定来看,所列出的禁烟场所非常有限,而且允许设有吸烟室,这就导致许多例外,难以有效杜绝烟雾蔓延。加上地方性法规的执行力度不够,让控烟的效果并不理想,公共场所不抽烟,与爱护环境、遵守交通规则等良好习惯一样,也是国家公民素质的一面镜子。对着这面镜子,我们唯有惭愧。

吸烟有害健康,而且危害他人健康,已是常识。但是,在中国的绝大多数地方,人来客往,烟酒招待,敬烟依旧是热情待客的重要部分。无论在饭店、会议室、酒席、车站,还是在电梯,甚至是"禁止吸烟"的标牌前,我们都会不期而遇不分高低贵贱、吞云吐雾的瘾君子。工作之余在办公室点一支烟,对烟民来说是享受，可以放松提神；与久别的朋友聚会，互相点一支香烟，袅袅烟雾中叙叙旧情，是人生一大乐事，但烟民身边的同事和朋友被迫吸入了"二手烟"。据统计，被动吸烟82％是在家里，67％在公共场所，35％在工作场所。不少人对被动吸烟表示反感，但多碍于面子无法劝阻。

相关数据表明，中国至少有5亿不吸烟者遭受被动吸烟的危害，公共场所禁烟工作迫在眉睫。据国家卫生部网站推算，我国每年死于被动吸烟的人数超过10万。2006年，中国疾病预防控制中心在北京、上海、广州、长沙、郑州、银川和沈阳调查，无论吸烟者还是非吸烟者，90％以上支持在公共交通工具、学校和医院禁止吸烟，超过80％的受访者支持在会议室和工作场所禁止吸烟，接近50％的吸烟者支持在餐厅和酒吧禁烟。中国抗癌协会理事长徐光炜指出，我国至今没有一部全国性"公共场所禁止吸烟"的法律法规，截至2006年10月，我国一半以上的地级市尚未制定公共场所禁止吸烟的地方法规。

医院是禁烟的重要场所，医生被看做是健康的维护者，其言行被视为楷模。医生对吸烟者的劝告会产生更好的效果。在人们眼里，医生应该最懂得吸烟对健康的危害，他们的言行和劝说最具有说服力。从全世界控烟运动的经验来看，只有医务人员吸烟率下降，才有可能使全民吸烟率下降。榜样的力量是无穷的。因此，医院、学校、政府部门、公共场所仍然应列为禁烟的重点场所。民航班机禁烟的成功经验在其他地方同样能够做到。

重点控制青少年吸烟

我国青少年吸烟率上升，烟民趋于低龄化。青少年是一个庞大的群体，预防青少年吸烟应是控烟全局的第一要务，是未来中国控烟策略的重点，当然也是个难点。中国疾病预防控制中心发布的《2010 年中国控制吸烟报告》显示，我国青少年尝试吸烟率为 23.1％，吸烟率为 6.3％。因此，如何杜绝青少年的吸烟现象，需要政府和全社会的高度关注，同心协力，齐抓共管，力求使吸烟的苗头泯灭在摇篮期，这才是事半功倍的最佳之策。全国大、中、小学校有 74 万多所，在校学生 2 亿多，约占全国人口的 1/6，青少年的心理特点是缺乏判断力，模仿性强，不存在烟草对健康产生危害这样的强烈概念和意识，对烟草具有高度的可获得性和可接受性。北京大学儿童青少年卫生研究所副所长马迎华指出，大多数成年吸烟者都是在 20 岁以前养成吸烟习惯的。20 岁后开始吸烟的人成瘾可能性相对很小。所以，控制青少年吸烟也是控烟工作的重中之重。

从根本上说，青少年吸烟这种现象一是反映了学校教育的某种缺失，二是社会给他们提供了吸烟的方便，三是学校、教师及家长对孩子的教育没有到位。学生太年轻，没有抵御诱惑的能力。因此，我们必须帮助他们、教育他们远离香烟，做好以下几方面的工作：

首先，学校和家庭都要加强德育工作，使青少年从思想上真正认识吸烟的负面影响，树立正确的人生观。其次是在教育孩子的过程中，老师和家长都要注意激发孩子的学习兴趣，由兴趣带动孩子的学习积极性，而不是逼着骂着让他们学。孩子对学习有兴趣了，对其他方面的不良兴趣就会减少。还要注意青少年的交往伙伴，不要与一些来历不明的社会人员交往。老师与家长平时需注意一些细节，常常与他们交谈，了解交往的朋友及其有关情况，及时防止青少年交错朋友。另外，要鼓励孩子多参加学校的集体活动，在活动中找到自己的朋友和位置，这样可以防止他们因无聊而去寻找其他的娱乐途径。对孩子要以赞扬、肯定为主，建立他们的自信心，不要只看到孩子的缺点，甚至扩大化，造成孩子"破罐子破摔"的消极心理。当家长和老师发现孩子有不良行为时,要及时采取相应措施阻止,但切勿采取辱骂、体罚等过激行为,要认真分析原因,做耐心细致的说服工作。

在加强对未成年人的教育的同时,为了减少未成年人吸烟,许多国家和地区通过立法提高购烟者年龄来降低青少年取得烟草的机会。中国在控制青少年吸烟上采取了许多措施。如国家发改委颁布实施的新烟草专卖许可证管理办法规定,不允许在中小学校周围的经销点发放烟草专卖许可证……中国控烟协会联合北京市卫生局、爱卫会、教育局共同开展"我为奥运做贡献,清新校园无烟行动"活动,通过"拒吸第一支烟"签名活动、控烟绘画比赛、控烟知识幸运奖竞赛、编演控烟小品和 flash 设计比赛等活动实施青少年控烟教育,成为青少年控烟工作的有效探索。

防止青少年吸烟,不仅要对青少年施展教育,还需要公众人物承担起社会和道义责任,作出表率,严格依法控制形形色色的烟草广告,这两大措施相配合,青少年的控烟方能取得最好效果。

世界上很多国家对于防止青少年吸烟都有相关的立法,美国规定,禁止在学校和学生活动区域设置香烟售卖机;卖烟者应查明顾客确已年过 18 岁。加拿大政府规定,18 岁以下购买香烟属于非法;父母或其他人令 18 岁以下儿童购买香烟,可判处有期徒刑两年。韩国政府则禁止向 19 岁以下青少年售烟,否则将被罚款 1000 万韩元(折合人民币 6.9 万元)或者入狱两年。而我国至今还没有相关的法律法规,因此,要想使我国日益庞大的主动吸烟的青少年远离烟草,立法禁止向青少年出售烟草迫在眉睫。

禁止和限制烟草广告

烟企领导与设计家们,为了大肆推销自己的烟草产品,为获得更大的经济效益,不顾广大消费者的健康,在小小的烟盒上大做文章,精雕细琢地把祖国大好河山、天安门、大熊猫、古都名城、文物古玩等都搬上了烟标,与国外烟盒上的烂嘴、烂肺、骷髅等相比,上面那一行不太抢眼的"吸烟有害健康"的警句显得不痛不痒。"吸烟有害健康"的警句,我国部分厂家从1986年就开始加注,1990年起由中国烟草总公司正式规定在烟标上注,并于1991年在法律上进行规定。反对香烟广告运动是1979年首先在澳大利亚开始的,现在新西兰和英国都建有反对香烟广告的组织和运动。

中国现有的烟草广告管理暂行办法对烟草广告有所限定,禁止利用广播、电视、电影节目以及报纸、期刊的文章,变相发布烟草广告,但管理办法在烟草广告的认定上界限模糊。在传统广告遭到"封杀"后,烟草企业打起"擦边球",用公益广告、赞助冠名等"广义性广告"的形式宣传香烟。吸烟与公益活动、赞助联系起来,会对人群的行为产生潜移默化的影响,不利于控烟工作的展开。

1994年英国马恩岛国际外科学大会作出一致结论,烟草广告能影响年轻人的直觉,给他们造成吸烟有气派的错误印象,使他们产生心理误区,从而使许多青少年开始吸烟。烟草广告对18岁以下的儿童和青少年开始吸烟并养成吸烟习惯起着实质性作用。约1/3的青少年吸烟归结为烟草广告的影响。据调查,我国80%以上的青少年有机会接触到烟草广告。印有烟草品牌的运动衫、帽子、手提包等促销品,甚至参赛的汽车,都误导青少年把运动的力量、运动的速度、运动的优雅、运动的乐趣、运动的刺激及运动的成功等与烟草相关联,从而诱导他们吸烟。

《烟草控制框架公约》中对烟草的广义性广告作出限制,要求政府广泛禁止或限制所有形式的广告、促销和赞助,将是否直接或间接鼓励他人吸烟作为主要判断标准。当烟草广告被禁止后，卷烟包装就成为烟草生产商、销售商与消费者沟通的渠道。公约同时要求，"吸烟有害健康"一类的警示语要占到烟盒 30％～50％以上。根据加拿大癌症协会对 2000 名吸烟者的调查，有 58％的人认为，图片警示及警示语确实使他们对吸烟有害健康的问题更加重视，44％的人认为，他们在新的警示图片及警示语的作用下，正在考虑戒烟。

人们尤其是儿童和青少年易受烟草广告的影响，烟草广告把吸烟与成功、放松、体育运动、健康、自由、自然美、成熟、时髦联系在一起，很容易对大家产生错误的诱导，也是我国吸烟率有增无减的重要原因。因此，国家应尽快修订《国家烟草广告管理暂行办法》，强化烟草广告管理。目前，我国的《国家烟草广告管理暂行办法》与《公约》要求差距较大，法律条款存在缺陷，致使变相烟草广告泛滥。烟草广告的目的就是让吸烟的人继续吸烟，想戒烟的人不要戒烟，诱导不吸烟的人吸烟。因此，国家应制定严格规定，理直气壮地依据《烟草控制框架公约》和我国众多的法规，严禁在体育赛场、赛事和传媒中出现烟草广告，禁止一切烟草广告和变相广告。

世界无烟日

　　烟草在全球盛行了 200 多年,直到 20 世纪,人类才开始认识到烟草对人类的危害。现在人人都知道"吸烟有害健康",但要想戒烟,可是说起来容易,做起来难。我们不得不承认,由于吸烟而导致的各种疾病,已经成了人类健康的一大威胁。1977 年,美国癌肿协会首先提出了控制吸烟的一种宣传教育方式——无烟日。这天,在美国全国范围内进行"吸烟危害健康"的宣传,劝阻吸烟者在当天不吸烟,商店停售烟草制品一天。美国把每年 11 月第 3 周的星期四定为本国的无烟日。以后,英国、马来西亚等国家也相继制定了无烟日。

　　在 1986 年 1 月 8 日世界卫生组织第七十七届执委会上即讨论了"要吸烟还是要健康"的问题,并做出了相应的控烟决议。明确指出:吸烟及各种食烟方式均与"2000 年人人享有卫生保健"战略的实现,互不相容,需要在烟草与健康之间做出取舍。1987 年 11 月,联合国世界卫生组织建议将每年的 4 月 7 日定为"世界无烟日"(World No-Tobacco Day),并于 1988 年开始执行。因 4 月 7 日是世界卫生组织成立的纪念日,每年的这一天,世界卫生组织都要提出一项保健要求的主题。为了不干扰其卫生主题的提出,世界卫生组织决定从 1989 年起把"世界无烟日"定在每年国际儿童节的前一天,即 5 月 31 日,以便提醒人们注意烟草对儿童的危害。1988 年世界卫生组织宣布,每年 5 月 31 日为世界无烟日。它旨在敦促各国政府、社区、组织及个人——特别是年轻人,采取行动来制止吸烟这种有害健康的行为。

中国也将该日作为中国的无烟日。从 2002 年开始,国家卫生部都为"世界无烟日"发文,包括告知世界卫生组织确定的"世界无烟日"的主题和我国针对"世界无烟日"提出的具体口号和结合"世界无烟日"开展活动的具体要求。

每年的"世界无烟日"主题是世界卫生组织定的,而"世界无烟日"的口号是各个国家结合各个国家的控烟情况和语言文字特点自己征集整理后确定的,世界无烟日口号在历年"世界无烟日"活动中和全国各地无烟日宣传中发挥了重要作用。

历年来世界无烟日的主题分别是:

1988 年 4 月 7 日第 1 个世界无烟日,主题:要烟草还是要健康,请您选择。

1989 年 5 月 31 日第 2 个世界无烟日,主题:妇女与烟草。

1990 年 5 月 31 日第 3 个世界无烟日,主题:青少年不要吸烟。

1991 年 5 月 31 日第 4 个世界无烟日,主题:在公共场所和公共交通工具上不吸烟。

1992 年 5 月 31 日第 5 个世界无烟日,主题:工作场所不吸烟。

1993 年 5 月 31 日第 6 个世界无烟日,主题:卫生部门和卫生工作者反对吸烟。

1994 年 5 月 31 日第 7 个世界无烟日,主题:大众传播媒介宣传反对吸烟。

1995 年 5 月 31 日第 8 个世界无烟日,主题:烟草与经济。

1996 年 5 月 31 日第 9 个世界无烟日,主题:无烟的文体活动。

1997 年 5 月 31 日第 10 个世界无烟日,主题:联合国和有关机构反对吸烟。

1998 年 5 月 31 日第 11 个世界无烟日,主题:在无烟草环境中成长。

1999 年 5 月 31 日第 12 个世界无烟日,主题:放弃香烟。

2000 年 5 月 31 日第 13 个世界无烟日,主题:不要利用文体活动促销烟草;口号:吸烟有害,勿受诱惑。

2001 年 5 月 31 日第 14 个世界无烟日,主题:清新空气,拒吸二手烟。

2002 年 5 月 31 日第 15 个世界无烟日,主题:无烟体育清洁比赛。

2003 年 5 月 31 日第 16 个世界无烟日,主题:无烟电影,无烟时尚行动。

2004 年 5 月 31 日第 17 个世界无烟日,主题:控制吸烟,减少贫困。

2005 年 5 月 31 日第 18 个世界无烟日,主题:卫生工作者与控烟。

2006 年 5 月 31 日第 19 个世界无烟日,主题:烟草吞噬生命。

2007 年 5 月 31 日第 20 个世界无烟日,主题:创建无烟环境;口号:创建无烟环境,构建和谐社会。

2008 年 5 月 31 日第 21 个世界无烟日,主题:无烟青少年;口号:禁止烟草广告和促销,确保无烟青春好年华。

世界控烟之最

1604 年，英王詹姆士一世最早反对吸烟，提出烟草进口税，并发表反对吸烟的讲话。

1607 年，日本最早颁发禁烟令。

1910 年拍摄的一部无声电影曾把吸烟列为不文明的陋习，这是世界电影中最早提倡控烟的一个镜头。

1924 年，美国著名的《读者文摘》杂志刊登《吸烟损害人体吗》，这是世界上最早提出烟是有毒用品的文章。

1934 年，德国著名的《福朗克府病理学》杂志，发表中国留学生吕富华先生揭示烟草致癌的医学论文，吕富华因此成为世界上最早揭示烟草含有致癌物质秘密的人。

1954 年，美国皇家医学会发表了"吸烟与健康"的公告，是最早发布吸烟危害健康公告的组织。

1962 年，英国皇家内科医学院发表了人类历史上著名的医学报告，用大量的医学实例证明"吸烟是导致肺癌的主要原因"。国际社会震惊不已，打响了"禁吸烟战争的第一枪"。

1964 年，美国某杂志发表一篇题为《吸烟与健康》的论文，全文长达 387 页，是世界上最长的讨伐烟害的檄文。

1966 年，美国政府宣布所有香烟必须标明"注意：抽烟可能有害您的健康"等字样，首开吸烟警告标签先例。

1976 年，美国是最早制定"戒烟日"的国家，将每年 1 月 21 日定为"全美戒烟日"。

　　1987 年世界卫生组织作出决议,把 1988 年 4 月 7 日即世界卫生组织成立 40 周年纪念日作为第一个"世界无烟日"。

　　1992 年,巴塞罗那奥运会开展了人类历史上史无前例的全面禁烟:谢绝烟草公司赞助,比赛场地不许投放香烟广告,巴塞罗那市区公共场所不许吸烟等。

　　1994 年初,比利时国立展览馆展出一支长 6.34 米、直径 47 厘米、净重 397 千克的超大型香烟。展出目的旨在提醒烟民吸烟对身体有害。这是世界上最长、最粗、最重的香烟。

　　1994 年 5 月 1 日至 5 月 31 日,日本国首次开展"禁止吸烟宣传月"活动。这是发达国家中最早开展大规模宣传月活动的国家。

　　1995 年底,浙江医科大学向世人郑重宣布,从 1996 年起不再招收吸烟生,并将此写入招生简章,首开中国高等院校拒收瘾君子的先例。

　　1996 年 6 月,国际民用航空组织宣布在全球范围的民航中实行禁烟。

附录1:《公共场所卫生管理条例实施细则》

《公共场所卫生管理条例实施细则》已于 2011 年 2 月 14 日经卫生部部务会议审议通过,现予以发布,自 2011 年 5 月 1 日起施行。

第一章 总 则

第一条 根据《公共场所卫生管理条例》的规定,制定本细则。

第二条 公共场所经营者在经营活动中,应当遵守有关卫生法律、行政法规和部门规章以及相关的卫生标准、规范,开展公共场所卫生知识宣传,预防传染病和保障公众健康,为顾客提供良好的卫生环境。

第三条 卫生部主管全国公共场所卫生监督管理工作。

县级以上地方各级人民政府卫生行政部门负责本行政区域的公共场所卫生监督管理工作。

国境口岸及出入境交通工具的卫生监督管理工作由出入境检验检疫机构按照有关法律法规的规定执行。

铁路部门所属的卫生主管部门负责对管辖范围内的车站、等候室、铁路客车以及主要为本系统职工服务的公共场所的卫生监督管理工作。

第四条 县级以上地方各级人民政府卫生行政部门应当根据公共场所卫生监督管理需要,建立健全公共场所卫生监督队伍和公共场所卫生监测体系,制定公共场所卫生监督计划并组织实施。

第五条　鼓励和支持公共场所行业组织开展行业自律教育,引导公共场所经营者依法经营,推动行业诚信建设,宣传、普及公共场所卫生知识。

第六条　任何单位或者个人对违反本细则的行为,有权举报。接到举报的卫生行政部门应当及时调查处理,并按照规定予以答复。

第二章　卫生管理

第七条　公共场所的法定代表人或者负责人是其经营场所卫生安全的第一责任人。

公共场所经营者应当设立卫生管理部门或者配备专(兼)职卫生管理人员,具体负责本公共场所的卫生工作,建立健全卫生管理制度和卫生管理档案。

第八条　公共场所卫生管理档案应当主要包括下列内容:

(一)卫生管理部门、人员设置情况及卫生管理制度;

(二)空气、微小气候(湿度、温度、风速)、水质、采光、照明、噪声的检测情况;

(三)顾客用品用具的清洗、消毒、更换及检测情况;

(四)卫生设施的使用、维护、检查情况;

(五)集中空调通风系统的清洗、消毒情况;

(六)安排从业人员健康检查情况和培训考核情况;

(七)公共卫生用品进货索证管理情况;

(八)公共场所危害健康事故应急预案或者方案;

(九)省、自治区、直辖市卫生行政部门要求记录的其他情况。

公共场所卫生管理档案应当有专人管理,分类记录,至少保存两年。

第九条　公共场所经营者应当建立卫生培训制度,组织从业人员学习相关卫生法律知识和公共场所卫生知识，并进行考核。对考核不合格的，不得安排上岗。

第十条　公共场所经营者应当组织从业人员每年进行健康检查，从业人员在取得有效健康合格证明后方可上岗。

患有痢疾、伤寒、甲型病毒性肝炎、戊型病毒性肝炎等消化道传染病的人员，以及患有活动性肺结核、化脓性或者渗出性皮肤病等疾病的人员，治愈前不得从事直接为顾客服务的工作。

第十一条　公共场所经营者应当保持公共场所空气流通，室内空气质量应当符合国家卫生标准和要求。

公共场所采用集中空调通风系统的，应当符合公共场所集中空调通风系统相关卫生规范和规定的要求。

第十二条　公共场所经营者提供给顾客使用的生活饮用水应当符合国家生活饮用水卫生标准要求。游泳场（馆）和公共浴室水质应当符合国家卫生标准和要求。

第十三条　公共场所的采光照明、噪声应当符合国家卫生标准和要求。

公共场所应当尽量采用自然光。自然采光不足的，公共场所经营者应当配置与其经营场所规模相适应的照明设施。

公共场所经营者应当采取措施降低噪声。

第十四条　公共场所经营者提供给顾客使用的用品用具应当保证卫生安全，可以反复使用的用品用具应当一客一换，按照有关卫生标准和要求清洗、消毒、保洁。禁止重复使用一次性用品用具。

第十五条　公共场所经营者应当根据经营规模、项目设置清洗、消毒、保洁、盥洗等设施设备和公共卫生间。

公共场所经营者应当建立卫生设施设备维护制度，定期检查卫生设施设备，确保其正常运行，不得擅自拆除、改造或者挪作他用。公共场所设置的卫生间，应当有单独通风排气设施,保持清洁无异味。

第十六条　公共场所经营者应当配备安全、有效的预防控制蚊、蝇、蟑螂、鼠和其他病媒生物的设施设备及废弃物存放专用设施设备,并保证相关设施设备的正常使用,及时清运废弃物。

第十七条　公共场所的选址、设计、装修应当符合国家相关标准和规范的要求。

公共场所室内装饰装修期间不得营业。进行局部装饰装修的,经营者应当采取有效措施,保证营业的非装饰装修区域室内空气质量合格。

第十八条　室内公共场所禁止吸烟。公共场所经营者应当设置醒目的禁止吸烟警语和标志。

室外公共场所设置的吸烟区不得位于行人必经的通道上。

公共场所不得设置自动售烟机。

公共场所经营者应当开展吸烟危害健康的宣传,并配备专(兼)职人员对吸烟者进行劝阻。

第十九条　公共场所经营者应当按照卫生标准、规范的要求对公共场所的空气、微小气候、水质、采光、照明、噪声、顾客用品用具等进行卫生检测,检测每年不得少于一次;检测结果不符合卫生标准、规范要求的应当及时整改。

公共场所经营者不具备检测能力的,可以委托检测。

公共场所经营者应当在醒目位置如实公示检测结果。

第二十条　公共场所经营者应当制定公共场所危害健康事故应急预案或者方案,定期检查公共场所各项卫生制度、措施的落实情况,及时消除危害公众健康的隐患。

第二十一条　公共场所发生危害健康事故的,经营者应当立即处置,防止危害扩大,并及时向县级人民政府卫生行政部门报告。

任何单位或者个人对危害健康事故不得隐瞒、缓报、谎报或者授意他人隐瞒、缓报、谎报。

第三章 卫生监督

第二十二条 国家对公共场所实行卫生许可证管理。

公共场所经营者应当按照规定向县级以上地方人民政府卫生行政部门申请卫生许可证。未取得卫生许可证的,不得营业。

公共场所卫生监督的具体范围由省、自治区、直辖市人民政府卫生行政部门公布。

第二十三条 公共场所经营者申请卫生许可证的,应当提交下列资料:

(一)卫生许可证申请表;

(二)法定代表人或者负责人身份证明;

(三)公共场所地址方位示意图、平面图和卫生设施平面布局图;

(四)公共场所卫生检测或者评价报告;

(五)公共场所卫生管理制度;

(六)省、自治区、直辖市卫生行政部门要求提供的其他材料。

使用集中空调通风系统的,还应当提供集中空调通风系统卫生检测或者评价报告。

第二十四条 县级以上地方人民政府卫生行政部门应当自受理公共场所卫生许可申请之日起 20 日内,对申报资料进行审查,对现场进行审核,符合规定条件的,作出准予公共场所卫生许可的决定;对不符合规定条件的,作出不予行政许可的决定并书面说明理由。

第二十五条 公共场所卫生许可证应当载明编号、单位名称、法定代表人或者负责人、经营项目、经营场所地址、发证机关、发证时间、有效期限。

公共场所卫生许可证有效期限为四年,每两年复核一次。

公共场所卫生许可证应当在经营场所醒目位置公示。

第二十六条　公共场所进行新建、改建、扩建的,应当符合有关卫生标准和要求,经营者应当按照有关规定办理预防性卫生审查手续。

预防性卫生审查程序和具体要求由省、自治区、直辖市人民政府卫生行政部门制定。

第二十七条　公共场所经营者变更单位名称、法定代表人或者负责人的,应当向原发证卫生行政部门办理变更手续。

公共场所经营者变更经营项目、经营场所地址的,应当向县级以上地方人民政府卫生行政部门重新申请卫生许可证。

公共场所经营者需要延续卫生许可证的,应当在卫生许可证有效期届满 30 日前,向原发证卫生行政部门提出申请。

第二十八条　县级以上人民政府卫生行政部门应当组织对公共场所的健康危害因素进行监测、分析,为制定法律法规、卫生标准和实施监督管理提供科学依据。

县级以上疾病预防控制机构应当承担卫生行政部门下达的公共场所健康危害因素监测任务。

第二十九条　县级以上地方人民政府卫生行政部门应当对公共场所卫生监督实施量化分级管理,促进公共场所自身卫生管理,增强卫生监督信息透明度。

第三十条　县级以上地方人民政府卫生行政部门应当根据卫生监督量化评价的结果确定公共场所的卫生信誉度等级和日常监督频次。

公共场所卫生信誉度等级应当在公共场所醒目位置公示。

第三十一条　县级以上地方人民政府卫生行政部门对公共场所进行监督检查,应当依据有关卫生标准和要求,采取现场卫生监测、采样、查阅和复制文件、询问等方法,有关单位和个人不得拒绝或者隐瞒。

第三十二条 县级以上人民政府卫生行政部门应当加强公共场所卫生监督抽检,并将抽检结果向社会公布。

第三十三条 县级以上地方人民政府卫生行政部门对发生危害健康事故的公共场所,可以依法采取封闭场所、封存相关物品等临时控制措施。

经检验,属于被污染的场所、物品,应当进行消毒或者销毁;对未被污染的场所、物品或者经消毒后可以使用的物品,应当解除控制措施。

第三十四条 开展公共场所卫生检验、检测、评价等业务的技术服务机构,应当具有相应专业技术能力,按照有关卫生标准、规范的要求开展工作,不得出具虚假检验、检测、评价等报告。

技术服务机构的专业技术能力由省、自治区、直辖市人民政府卫生行政部门组织考核。

第四章 法律责任

第三十五条 对未依法取得公共场所卫生许可证擅自营业的,由县级以上地方人民政府卫生行政部门责令限期改正,给予警告,并处以五百元以上五千元以下罚款;有下列情形之一的,处以五千元以上三万元以下罚款:

(一)擅自营业曾受过卫生行政部门处罚的;

(二)擅自营业时间在三个月以上的;

(三)以涂改、转让、倒卖、伪造的卫生许可证擅自营业的。

对涂改、转让、倒卖有效卫生许可证的,由原发证的卫生行政部门予以注销。

第三十六条 公共场所经营者有下列情形之一的,由县级以上地方人民政府卫生行政部门责令限期改正,给予警告,并可处以二千元以下罚款;逾期不改正,造成公共场所卫生质量不符合卫生标准和要求的,处以二千元以上二万元以下罚

款;情节严重的,可以依法责令停业整顿,直至吊销卫生许可证:

（一）未按照规定对公共场所的空气、微小气候、水质、采光、照明、噪声、顾客用品用具等进行卫生检测的;

（二）未按照规定对顾客用品用具进行清洗、消毒、保洁,或者重复使用一次性用品用具的。

第三十七条　公共场所经营者有下列情形之一的,由县级以上地方人民政府卫生行政部门责令限期改正;逾期不改的,给予警告,并处以一千元以上一万元以下罚款;对拒绝监督的,处以一万元以上三万元以下罚款;情节严重的,可以依法责令停业整顿,直至吊销卫生许可证:

（一）未按照规定建立卫生管理制度、设立卫生管理部门或者配备专（兼）职卫生管理人员,或者未建立卫生管理档案的;

（二）未按照规定组织从业人员进行相关卫生法律知识和公共场所卫生知识培训,或者安排未经相关卫生法律知识和公共场所卫生知识培训考核的从业人员上岗的;

（三）未按照规定设置与其经营规模、项目相适应的清洗、消毒、保洁、盥洗等设施设备和公共卫生间,或者擅自停止使用、拆除上述设施设备,或者挪作他用的;

（四）未按照规定配备预防控制鼠、蚊、蝇、蟑螂和其他病媒生物的设施设备以及废弃物存放专用设施设备,或者擅自停止使用、拆除预防控制鼠、蚊、蝇、蟑螂和其他病媒生物的设施设备以及废弃物存放专用设施设备的;

（五）未按照规定索取公共卫生用品检验合格证明和其他相关资料的;

（六）未按照规定对公共场所新建、改建、扩建项目办理预防性卫生审查手续的;

（七）公共场所集中空调通风系统未经卫生检测或者评价

不合格而投入使用的；

（八）未按照规定公示公共场所卫生许可证、卫生检测结果和卫生信誉度等级的；

（九）未按照规定办理公共场所卫生许可证复核手续的。

第三十八条　公共场所经营者安排未获得有效健康合格证明的从业人员从事直接为顾客服务工作的，由县级以上地方人民政府卫生行政部门责令限期改正，给予警告，并处以五百元以上五千元以下罚款；逾期不改正的，处以五千元以上一万五千元以下罚款。

第三十九条　公共场所经营者对发生的危害健康事故未立即采取处置措施，导致危害扩大，或者隐瞒、缓报、谎报的，由县级以上地方人民政府卫生行政部门处以五千元以上三万元以下罚款；情节严重的，可以依法责令停业整顿，直至吊销卫生许可证。构成犯罪的，依法追究刑事责任。

第四十条　公共场所经营者违反其他卫生法律、行政法规规定，应当给予行政处罚的，按照有关卫生法律、行政法规规定进行处罚。

第四十一条　县级以上人民政府卫生行政部门及其工作人员玩忽职守、滥用职权、收取贿赂的，由有关部门对单位负责人、直接负责的主管人员和其他责任人员依法给予行政处分。构成犯罪的，依法追究刑事责任。

第五章　附　则

第四十二条　本细则下列用语的含义：

集中空调通风系统，指为使房间或者封闭空间空气温度、湿度、洁净度和气流速度等参数达到设定的要求，而对空气进行集中处理、输送、分配的所有设备、管道及附件、仪器仪表的总和。

公共场所危害健康事故，指公共场所内发生的传染病疫情或者因空气质量、水质不符合卫生标准、用品用具或者设施受到污染导致的危害公众健康事故。

第四十三条　本细则自 2011 年 5 月 1 日起实施。卫生部 1991 年 3 月 11 日发布的《公共场所卫生管理条例实施细则》同时废止。

附录2:《世界卫生组织烟草控制框架公约》

序言

本公约缔约方,决心优先考虑其保护公众健康的权利,认识到烟草的广泛流行是一个对公众健康具有严重后果的全球性问题,呼吁所有国家就有效、适宜和综合的国际应对措施开展尽可能广泛的国际合作。

虑及国际社会关于烟草消费和接触烟草烟雾对全世界健康、社会、经济和环境造成的破坏性后果的关注,严重关注全世界,特别是发展中国家,卷烟和其他烟草制品消费和生产的增加,以及它对家庭、穷人和国家卫生系统造成的负担。

认识到科学证据明确确定了烟草消费和接触烟草烟雾会造成死亡、疾病和残疾,以及接触烟草烟雾和以其他方式使用烟草制品与发生烟草相关疾病之间有一段时间间隔,还认识到卷烟和某些其他烟草制品经过精心加工,借以引起和维持对烟草的依赖,它们所含的许多化合物和它们所产生的烟雾具有药理活性、毒性、致突变性和致癌性,并且在主要国际疾病分类中将烟草依赖单独分类为一种疾病。

承认存在着明确的科学证据,表明孕妇接触烟草烟雾是儿童健康和发育的不利条件,深切关注全世界的儿童和青少年吸烟和其他形式烟草消费的增加,特别是开始吸烟的年龄愈来愈小,震惊于全世界妇女和少女吸烟及其他形式烟草制品消费的增加。

铭记妇女需充分参与各级决策和实施工作,并铭记需要有性别针对性的烟草控制战略。

深切关注土著居民吸烟和其他形式烟草消费处于高水平,严重关注旨在鼓励使用烟草制品的各种形式的广告、促销和赞助的影响,认识到需采取合作行动以取缔各种形式的卷烟和其他烟草制品非法贸易,包括走私、非法生产和假冒,承认各级烟草控制,特别是在发展中国家和经济转轨国家,需要与目前和预计的烟草控制活动需求相称的充足的财政和技术资源。

认识到需建立适宜的机制以应对有效地减少烟草需求战略所带来的长期社会和经济影响,铭记烟草控制规划可能在某些发展中国家和经济转轨国家造成的中、长期社会和经济困难,并认识到它们需要在国家制定的可持续发展战略的框架下获得技术和财政支持。

意识到许多国家正在开展的卓有成效的烟草控制工作,并赞赏世界卫生组织的领导以及联合国系统其他组织和机构与其他国际和区域政府间组织在发展烟草控制措施方面所作的努力。

强调不隶属于烟草业的非政府组织和民间社会其他成员,包括卫生专业机构,妇女、青年、环境和消费者团体,以及学术机构和卫生保健机构,对国家和国际烟草控制努力的特殊贡献,及其参与国家和国际烟草控制努力的极端重要性。

认识到需警惕烟草业阻碍或破坏烟草控制工作的任何努力,并需掌握烟草业采取的对烟草控制工作产生负面影响的活动,忆及联合国大会 1966 年 12 月 16 日通过的《经济、社会、文化权利国际公约》第 12 条规定人人有权享有能达到的最高的身心健康的标准,还忆及世界卫生组织《组织法》序言,它宣称享受最高而能获致之健康标准,为人人基本权利之一,不因种族、宗教、政治信仰、经济或社会情境各异,而分轩轾。

决心在考虑目前和有关的科学、技术和经济问题的基础上促进烟草控制措施,忆及联合国大会 1979 年 12 月 18 日通过的《消除对妇女一切形式歧视公约》规定,该公约各缔约国应采取适当的措施,在卫生保健领域消除对妇女的歧视,进一步忆及联合国大会 1989 年 11 月 20 日通过的《儿童权利公约》规定,该公约各缔约国确认儿童有权享有可达到的最高标准的健康。兹议定如下:

第 I 部分　引言

第 1 条　术语的使用

为本公约目的:

(a)"非法贸易"系指法律禁止的,并与生产、装运、接收、持有、分发、销售或购买有关的任何行径或行为,包括意在便利此类活动的任何行径或行为;

(b)"区域经济一体化组织"系指若干主权国家组成的组织,它已由其成员国让渡处理一系列事项,包括就这些事项做出对其成员国有约束力的决定的授权(在相关处,"国家的"亦指区域经济一体化组织);

(c)"烟草广告和促销"系指任何形式的商业性宣传、推介或活动,其目的、效果或可能的效果在于直接或间接地推销烟草制品或促进烟草使用;

(d)"烟草控制"系指通过消除或减少人群消费烟草制品和接触烟草烟雾,旨在促进其健康的一系列减少烟草供应、需求和危害的战略;

(e)"烟草业"系指烟草生产商、烟草制品批发商和进口商;

(f)"烟草制品"系指全部或部分由烟叶作为原材料生产的供抽吸、吸吮、咀嚼或鼻吸的制品;

(g)"烟草赞助"系指目的、效果或可能的效果在于直接或间接地推销烟草制品或促进烟草使用的,对任何事件、活动或个人的任何形式的捐助。

第 2 条　与其他协定和法律文书的关系

1. 为了更好地保护人类健康,鼓励各缔约方实施本公约及其议定书要求之外的其他措施,这些文书不应阻碍缔约方实行符合其规定并符合国际法的更加严格的要求。

2. 本公约及其议定书的各项规定决不影响各缔约方就与本公约及其议定书有关的事项或本公约及其议定书之外的其他事项达成双边或多边协定,包括区域或次区域协定的权利,只要此类协定与本公约及其议定书所规定的义务相一致。有关缔约方应通过秘书处将此类协定通报缔约方会议。

第Ⅱ部分　目标、指导原则和一般义务

第 3 条　目标

本公约及其议定书的目标是提供一个由各缔约方在国家、区域和全球各级实施烟草控制措施的框架,以便使烟草使用和接触烟草烟雾持续大幅度下降,从而保护当代和后代免受烟草消费和接触烟草烟雾对健康、社会、环境和经济造成的破坏性影响。

第 4 条　指导原则

各缔约方为实现本公约及其议定书的目标和实施其各项规定,除其他外,应遵循下列指导原则:

1. 宜使人人了解烟草消费和接触烟草烟雾造成的健康后果、成瘾性和致命威胁,并宜在适当的政府级别考虑有效的立法、实施、行政或其他措施,以保护所有人免于接触烟草烟雾。

2. 在国家、区域和国际层面需要强有力的政治承诺以制定和支持多部门的综合措施和协调一致的应对行动,考虑:

(a) 需采取措施防止所有人接触烟草烟雾;

(b) 需采取措施防止初吸,促进和支持戒烟以及减少任何

形式的烟草制品消费;

(c) 需采取措施促进土著居民和社区参与制定、实施和评价在社会和文化方面与其需求和观念相适应的烟草控制规划;

(d) 需采取措施,在制定烟草控制战略时考虑不同性别的风险。

3. 结合当地文化、社会、经济、政治和法律因素开展国际合作,尤其是技术转让、知识和经济援助以及提供相关专长,以制定和实施有效烟草控制规划,是本公约的一个重要组成部分。

4. 在国家、区域和全球各级采取多部门综合措施和对策以减少所有烟草制品的消费至关重要,以便根据公共卫生原则防止由烟草消费和接触烟草烟雾引起的疾病、过早丧失功能和死亡的发生。

5. 各缔约方在其管辖范围内明确与责任相关的事项是烟草综合控制的重要部分。

6. 宜在国家制定的可持续发展战略框架下认识和强调技术和财政援助的重要性,以便帮助发展中国家缔约方和经济转轨国家缔约方因烟草控制规划而使其生计受到严重影响的烟草种植者和工人进行经济过渡。

7. 为了实现本公约及其议定书的目标,民间社会的参与是必要的。

第5条 一般义务

1. 每一缔约方应根据本公约及其作为缔约方的议定书,制定、实施、定期更新和审查国家多部门综合烟草控制战略、计划和规划。

2. 为此目的,每一缔约方应根据其能力:

(a) 设立或加强并资助国家烟草控制协调机构或联络点;

(b) 采取和实行有效的立法、实施、行政和/或其他措施并酌情与其他缔约方合作,以制定适当的政策,防止和减少烟草消费、尼古丁成瘾和接触烟草烟雾。

3．在制定和实施烟草控制方面的公共卫生政策时,各缔约方应根据国家法律采取行动,防止这些政策受烟草业的商业和其他既得利益的影响。

4．各缔约方应开展合作,为实施本公约及其作为缔约方的议定书制定提议的措施、程序和准则。

5．各缔约方应酌情同有关国际和区域政府间组织及其他机构合作,以实现本公约及其作为缔约方的议定书的目标。

6．各缔约方应在其拥有的手段和资源范围内开展合作,通过双边和多边资助机制为本公约的有效实施筹集财政资源。

第Ⅲ部分　减少烟草需求的措施

第6条　减少烟草需求的价格和税收措施

1．各缔约方承认价格和税收措施是减少各阶层人群特别是青少年烟草消费的有效和重要手段。

2．在不损害各缔约方决定和制定其税收政策的主权时,每一缔约方宜考虑其有关烟草控制的国家卫生目标,并酌情采取或维持可包括以下方面的措施:

(a) 对烟草制品实施税收政策并在适宜时实施价格政策,以促进旨在减少烟草消费的卫生目标;

(b) 酌情禁止或限制向国际旅行者销售和/或由其进口免除国内税和关税的烟草制品。

3．各缔约方应根据第21条在向缔约方会议提交的定期报告中提供烟草制品税率及烟草消费趋势。

第7条　减少烟草需求的非价格措施

各缔约方承认综合的非价格措施是减少烟草消费的有效和重要手段。每一缔约方应采取和实行依照第8条至第13

条履行其义务所必要的有效的立法、实施、行政或其他措施，并应酌情为其实施直接或通过有关国际机构开展相互合作。缔约方会议应提出实施这些条款规定的适宜准则。

第 8 条　防止接触烟草烟雾

1. 各缔约方承认科学已明确证实接触烟草烟雾会造成死亡、疾病和功能丧失。

2. 每一缔约方应在国家法律规定的现有国家管辖范围内采取和实行，并在其他司法管辖权限内积极促进采取和实行有效的立法、实施、行政和/或其他措施，以防止在室内工作场所、公共交通工具、室内公共场所，适当时，包括其他公共场所接触烟草烟雾。

第 9 条　烟草制品成分管制

缔约方会议应与有关国际机构协商提出检测和测量烟草制品成分和燃烧释放物的指南以及对这些成分和释放物的管制指南。经有关国家当局批准，每一缔约方应对此类检测和测量以及此类管制采取和实行有效的立法、实施和行政或其他措施。

第 10 条　烟草制品披露的规定

每一缔约方应根据其国家法律采取和实行有效的立法、实施、行政或其他措施，要求烟草制品生产商和进口商向政府当局披露烟草制品成分和释放物的信息。每一缔约方应进一步采取和实行有效措施以公开披露烟草制品有毒成分和它们可能产生的释放物的信息。

第 11 条　烟草制品的包装和标签

1. 每一缔约方应在本公约对该缔约方生效后三年内，根据其国家法律采取和实行有效措施以确保:

（a）烟草制品包装和标签不得以任何虚假、误导、欺骗或可能对其特性、健康影响、危害或释放物产生错误印象的手段推销一种烟草制品，包括直接或间接产生某一烟草制品比其他烟草制品危害小的虚假印象的任何词语、描述、商标、图形或任何其他标志。其可包括"低焦油"、"淡味"、"超淡味"或"柔和"等词语；

（b）在烟草制品的每盒和单位包装及这类制品的任何外部包装和标签上带有说明烟草使用有害后果的健康警语，并可包括其他适宜信息。这些警语和信息：

（i）应经国家主管当局批准；

（ii）应轮换使用；

（iii）应是大而明确、醒目和清晰的；

（iv）宜占据主要可见部分的 50% 或以上，但不应少于30%；

（v）可采取或包括图片或象形图的形式。

2. 除本条第 1(b)款规定的警语外，在烟草制品的每盒和单位包装及这类制品的任何外部包装和标签上，还应包含国家当局所规定的有关烟草制品成分和释放物的信息。

3. 每一缔约方应规定，本条第 1(b)款以及第 2 款规定的警语和其他文字信息，应以其一种或多种主要语言出现在烟草制品每盒和单位包装及这类制品的任何外部包装和标签上。

4. 就本条而言，与烟草制品有关的"外部包装和标签"一词，适用于烟草制品零售中使用的任何包装和标签。

第 12 条　教育、交流、培训和公众意识

每一缔约方应酌情利用现有一切交流手段，促进和加强公众对烟草控制问题的认识。为此目的，每一缔约方应采取和实行有效的立法、实施、行政或其他措施以促进：

（a）广泛获得有关烟草消费和接触烟草烟雾对健康危害，包括成瘾性的有效综合的教育和公众意识规划；

（b）有关烟草消费和接触烟草烟雾对健康的危害，以及第14.2条所述的戒烟和无烟生活方式的益处的公众意识；

（c）公众根据国家法律获得与本公约目标有关的关于烟草业的广泛信息；

（d）针对诸如卫生工作者、社区工作者、社会工作者、媒体工作者、教育工作者、决策者、行政管理人员和其他有关人员的有关烟草控制的有效适宜的培训或宣传和情况介绍规划；

（e）与烟草业无隶属关系的公立和私立机构以及非政府组织在制定和实施部门间烟草控制规划和战略方面的意识和参与；

（f）有关烟草生产和消费对健康、经济和环境的不利后果信息的公众意识和获得。

第13条　烟草广告、促销和赞助

1. 各缔约方认识到广泛禁止广告、促销和赞助将减少烟草制品的消费。

2. 每一缔约方应根据其宪法或宪法原则广泛禁止所有的烟草广告、促销和赞助。根据该缔约方现有的法律环境和技术手段，其中应包括广泛禁止源自本国领土的跨国广告、促销和赞助。就此，每一缔约方在公约对其生效后的五年内，应采取适宜的立法、实施、行政和/或其他措施，并应按第21条的规定相应地进行报告。

3. 因其宪法或宪法原则而不能采取广泛禁止措施的缔约方，应限制所有的烟草广告、促销和赞助。根据该缔约方目前的法律环境和技术手段，应包括限制或广泛禁止源自其领土并具有跨国影响的广告、促销和赞助。就此，每一缔约方应采取适宜的立法、实施、行政和/或其他措施并按第21条的规定相应地进行报告。

4. 根据其宪法或宪法原则，每一缔约方至少应：

（a）禁止采用任何虚假、误导或欺骗或可能对其特性、健康影响、危害或释放物产生错误印象的手段，推销烟草制品的所有形式的烟草广告、促销和赞助；

（b）要求所有烟草广告，并在适当时包括促销和赞助带有健康或其他适宜的警语或信息；

（c）限制采用鼓励公众购买烟草制品的直接或间接奖励手段；

（d）对于尚未采取广泛禁止措施的缔约方，要求烟草业向有关政府当局披露用于尚未被禁止的广告、促销和赞助的开支。根据国家法律，这些政府当局可决定向公众公开并根据第 21 条向缔约方会议提供这些数字；

（e）在五年之内，在广播、电视、印刷媒介和酌情在其他媒体如因特网上广泛禁止烟草广告、促销和赞助，如某一缔约方因其宪法或宪法原则而不能采取广泛禁止的措施，则应在上述期限内和上述媒体中限制烟草广告、促销和赞助；

（f）禁止对国际事件、活动和/或其参加者的烟草赞助；若缔约方因其宪法或宪法原则而不能采取禁止措施，则应限制对国际事件、活动和/或其参加者的烟草赞助。

5．鼓励缔约方实施第 4 款所规定义务之外的措施。

6．各缔约方应合作发展和促进消除跨国界广告的必要技术和其他手段。

7．已实施禁止某些形式的烟草广告、促销和赞助的缔约方有权根据其国家法律禁止进入其领土的此类跨国界烟草广告、促销和赞助，并实施与源自其领土的国内广告、促销和赞助所适用的相同处罚。本款并不构成对任何特定处罚的认可或赞成。

8．各缔约方应考虑制定一项议定书，确定需要国际合作的广泛禁止跨国界广告、促销和赞助的适当措施。

第 14 条　降低烟草需求的措施

1．每一缔约方应考虑到国家现状和重点，制定和传播以科学证据和最佳实践为基础的适宜、综合和配套的指南，并应采取有效措施以促进戒烟和对烟草依赖的适当治疗。

2. 为此目的,每一缔约方应努力:

(a) 制定和实施旨在促进戒烟的有效的规划,诸如在教育机构、卫生保健设施、工作场所和体育环境等地点的规划;

(b) 酌情在卫生工作者、社区工作者和社会工作者的参与下,将诊断和治疗烟草依赖及对戒烟提供的咨询服务纳入国家卫生和教育规划、计划和战略;

(c) 在卫生保健设施和康复中心建立烟草依赖诊断、咨询、预防和治疗的规划;

(d) 依照第 22 条的规定,与其他缔约方合作促进获得可负担得起的对烟草依赖的治疗,包括药物制品。此类制品及其成分适当时可包括药品、给药所用的产品和诊断制剂。

第 Ⅳ 部分　减少烟草供应的措施

第 15 条　烟草制品非法贸易

注:在谈判前和整个谈判期间关于及早制定有关烟草制品非法贸易的议定书已有一定的讨论。制定这一议定书的谈判可以在通过《烟草控制框架公约》后立即由政府间谈判机构启动,或在更晚的阶段,由缔约方会议启动。

1. 各缔约方认识到消除一切形式的烟草制品非法贸易,包括走私、非法生产和假冒,以及制定和实施除次区域、区域和全球协定之外的有关国家法律,是烟草控制的基本组成部分。

2. 每一缔约方应采取和执行有效的立法、实施、行政或其他措施,以确保所有烟草制品每盒和单位包装以及此类制品的任何外包装有标志以协助各缔约方确定烟草制品的来源,并且根据国家法律和有关的双边或多边协定协助各缔约方确定转移地点并监测、记录和控制烟草制品的流通及其法律地位。此外,每一缔约方应:

(a) 要求在其国内市场用于零售和批发的烟草制品的每

盒和单位包装带有一项声明："只允许在(插入国家、地方、区域或联邦的地域名称)销售"，或含有说明最终目的地或能帮助当局确定该产品是否可在国内市场合法销售的任何其他有效标志；

(b) 酌情考虑发展实用的跟踪和追踪制度以进一步保护销售系统并协助调查非法贸易。

3. 每一缔约方应要求以清晰的形式和/或以本国一种或多种主要语言提供本条第 2 款中规定的包装信息或标志。

4. 为消除烟草制品非法贸易，每一缔约方应：

(a) 监测和收集关于烟草制品跨国界贸易，包括非法贸易的数据，并根据国家法律和适用的有关双边或多边协定在海关、税务和其他有关部门之间交换信息；

(b) 制定或加强立法，通过适当的处罚和补救措施，打击包括假冒和走私卷烟在内的烟草制品非法贸易；

(c) 采取适当措施，确保在可行的情况下采用有益于环境的方法，销毁或根据国家法律处理没收的所有生产设备、假冒和走私卷烟及其他烟草制品；

(d) 采取和实施措施，以监测、记录和控制在其管辖范围内持有或运送的免除国内税或关税的烟草制品的存放和销售；

(e) 酌情采取措施，使之能没收烟草制品非法贸易所得。

5. 根据第 21 条的规定，各缔约方应在给缔约方会议的定期报告中酌情以汇总形式提供依照本条第 4(a) 和 4(d) 款收集的信息。

6. 各缔约方应酌情并根据国家法律促进国家机构以及有关区域和国际政府间组织之间在调查、起诉和诉讼程序方面的合作，以便消除烟草制品非法贸易。应特别重视区域和次区域级在打击烟草制品非法贸易方面的合作。

7. 每一缔约方应努力采取和实施进一步措施，适宜时，包括颁发许可证,以控制或管制烟草制品的生产和销售,从而防止非法贸易。

第 16 条　向未成年人销售和由未成年人销售

1. 每一缔约方应在适当的政府级别采取和实行有效的立法、实施、行政或其他措施禁止向低于国内法律、国家法律规定的年龄或 18 岁以下者出售烟草制品。这些措施可包括:

(a) 要求所有烟草制品销售者在其销售点内设置关于禁止向未成年人出售烟草的清晰醒目告示,并且当有怀疑时,要求每一购买烟草者提供适当证据证明已达到法定年龄;

(b) 禁止以可直接选取烟草制品的任何方式,例如售货架等出售此类产品;

(c) 禁止生产和销售对未成年人具有吸引力的烟草制品形状的糖果、点心、玩具或任何其他实物;

(d) 确保其管辖范围内的自动售烟机不能被未成年人所使用,且不向未成年人促销烟草制品。

2. 每一缔约方应禁止或促使禁止向公众尤其是未成年人免费分发烟草制品。

3. 每一缔约方应努力禁止分支或小包装销售卷烟,因这种销售会提高未成年人对此类制品的购买能力。

4. 各缔约方认识到,防止向未成年人销售烟草制品的措施宜酌情与本公约中所包含的其他规定一并实施,以提高其有效性。

5. 当签署、批准、接受、核准或加入本公约时,或在其后的任何时候,缔约方可通过有约束力的书面声明表明承诺在其管辖范围内禁止使用自动售烟机,或在适宜时完全禁止自动售烟机。依据本条所作的声明应由保存人周知本公约所有缔约方。

6. 每一缔约方应采取和实行有效的立法、实施、行政或其他措施,包括对销售商和批发商实行处罚,以确保遵守本条第

1～5 款中包含的义务。

7. 每一缔约方宜酌情采取和实行有效的立法、实施、行政或其他措施,禁止由低于国内法律、国家法律规定的年龄或 18 岁以下者销售烟草制品。

第 17 条 对经济上切实可行的替代活动提供支持

各缔约方应相互合作并与有关国际和区域政府间组织合作,为烟草工人、种植者,以及在某些情况下对个体销售者酌情促进经济上切实可行的替代生计。

第 V 部分 保护环境

第 18 条 保护环境和人员健康

各缔约方同意在履行本公约之下的义务时,在本国领土内的烟草种植和生产方面对保护环境和与环境有关的人员健康给予应有的注意。

第 Ⅵ 部分 与责任有关的问题

第 19 条 责任

1. 为烟草控制的目的,必要时,各缔约方应考虑采取立法行动或促进其现有法律,以处理刑事和民事责任,适当时包括赔偿。

2. 根据第 21 条的规定,各缔约方应相互合作,通过缔约方会议交换信息,包括:

(a) 根据第 20.3(a)条有关烟草制品消费和接触烟草烟雾对健康影响的信息;

(b) 已生效的立法、法规以及相关判例的信息。

3. 各缔约方在适当时并经相互同意,在其国家立法、政策、法律惯例和可适用的现有条约安排的限度内,就本公约涉及的民事和刑事责任的诉讼相互提供协助。

4. 本公约应不以任何方式影响或限制缔约方已有的、相互利用对方法院的任何权力。

5. 如可能,缔约方会议可在初期阶段,结合有关国际论坛正在开展的工作,审议与责任有关的事项,包括适宜的关于这些事项的国际方式和适宜的手段,以便应缔约方的要求支持其根据本条进行立法和其他活动。

第Ⅶ部分   科学和技术合作与信息通报

第 20 条   研究、监测和信息交换

1. 各缔约方承诺开展和促进烟草控制领域的国家级的研究,并在区域和国际层面内协调研究规划。为此目的,每一缔约方应:

(a) 直接或通过有关国际和区域政府间组织及其他机构,启动研究和科学评估并在该方面进行合作,以促进和鼓励有关烟草消费和接触烟草烟雾的影响因素和后果的研究及确定替代作物的研究;

(b) 在相关国际和区域政府间组织及其他机构的支持下,促进和加强对所有从事烟草控制活动,包括从事研究、实施和评价人员的培训和支持。

2. 各缔约方应酌情制定烟草消费和接触烟草烟雾的流行规模、模式、影响因素和后果的国家、区域和全球的监测规划。为此,缔约方应将烟草监测规划纳入国家、区域和全球健康监测规划,使数据具有可比性,并在适当时在区域和国际层面进行分析。

3. 各缔约方认识到国际和区域政府间组织及其他机构提供的财政和技术援助的重要性。

各缔约方应努力:

(a) 逐步建立烟草消费和有关社会、经济及健康指标的国家级的流行病学监测体系;

(b) 在区域和全球烟草监测,以及关于本条第 3(a) 款所规定指标的信息交换方面与相关的国际和区域政府间组织及

其他机构合作,包括政府机构和非政府机构;

（c）与世界卫生组织合作,针对烟草相关监测资料的收集、分析和传播制定一般的指导原则或工作程序。

4. 各缔约方应根据国家法律促进和便利可公开获得的与本公约有关的科学、技术、社会经济、商业和法律资料以及有关烟草业业务和烟草种植的信息交换,同时这种做法应考虑并注意到发展中国家及经济转轨国家缔约方的特殊需求。每一缔约方应努力:

（a）逐步建立和保持更新的烟草控制法律和法规,及适当的执法情况和相关判例数据库,并合作制定区域和全球烟草控制规划;

（b）根据本条第3（a）款逐步建立和保持国家监测规划的更新数据;

（c）与有关国际组织合作,逐步建立并保持全球系统,定期收集和传播烟草生产、加工和对本公约或国家烟草控制活动有影响的烟草业有关活动的信息。

5. 各缔约方宜在其为成员的区域和国际政府间组织,以及金融和开发机构中进行合作,促进和鼓励向本公约秘书处提供技术和财务资源,以协助发展中国家缔约方及经济转轨国家缔约方履行其关于研究、监测和信息交换的承诺。

第21条　报告和信息交换

1. 各缔约方应定期通过秘书处向缔约方会议提交实施本公约的情况报告,其中宜包括以下方面:

（a）为执行本公约所采取的立法、实施、行政或其他措施的信息;

（b）在本公约实施中遇到的任何制约或障碍以及为克服这些障碍所采取措施的适宜信息;

（c）为烟草控制活动提供或接受的财政和技术援助的适宜信息;

（d）第 20 条中规定的监测和研究信息；

（e）第 6.3、13.2、13.3、13.4(d)、15.5 和 19.2 条中规定的信息。

2. 各缔约方提供此类报告的频率和格式应由缔约方会议确定。各缔约方应在本公约对其生效后两年内提供第一次报告。

3. 依照第 22 和 26 条,缔约方会议应考虑作出安排,以便协助有此要求的发展中国家缔约方和经济转轨国家缔约方履行其在本条下的义务。

4. 依照本公约进行的报告和信息交换应遵循本国有关保密和隐私权的法律。经共同商定,各缔约方应对交换的机密信息提供保护。

第 22 条 科学、技术和法律方面的合作

1. 考虑到发展中国家缔约方和经济转轨国家缔约方的需求,各缔约方应直接或通过有关国际机构进行合作,以增强履行由本公约产生的各项义务的能力。经相互同意,此类合作应促进技术、科学和法律专长及工艺技术的转让,以制定和加强国家烟草控制战略、计划和规划。除其他外,其目的是:

（a）促进与烟草控制有关的技术、知识、技能、能力和专长的开发、转让和获得;

（b）除其他外,通过下列方式提供技术、科学、法律和其他专业技术专长,其目的是制定和加强国家烟草控制战略、计划和规划以执行本公约:

（i）根据要求,协助建立强有力的立法基础以及技术规划,包括预防初吸、促进戒烟和防止接触烟草烟雾的规划;

（ii）以经济上切实可行的方式酌情帮助烟草工人开发经济上和法律上切实可行的适宜的替代生计;

（iii）以经济上切实可行的方式酌情帮助烟草种植者从烟草种植转向其他替代农作物;

（c）根据第 12 条支持对有关人员的适宜的培训或宣传规划；

（d）酌情为烟草控制战略、计划和规划提供必要的物资、设备、用品和后勤支持；

（e）确定烟草控制方法，包括对尼古丁成瘾的综合治疗；

（f）酌情促进对综合治疗尼古丁成瘾方法的研究，以增强对该方法的经济承受能力。

2. 缔约方会议应利用根据第 26 条获得的财政支持，促进和推动技术、科学和法律专长以及工艺的转让。

第Ⅷ部分　　机构安排和财政资源

第 23 条　缔约方会议

1. 特此设立缔约方会议。缔约方会议第一次会议应由世界卫生组织于本公约生效后一年内召开。缔约方会议将在其第一次会议上决定其后的常会地点和时间。

2. 缔约方会议可于其认为必要的其他时间，或经任何缔约方书面要求，在公约秘书处将该要求通报各缔约方后六个月内至少有三分之一缔约方表示支持的情况下，举行特别会议。

3. 缔约方会议应在其第一次会议上以协商一致的方式通过其《议事规则》。

4. 缔约方会议应以协商一致的方式通过其本身的以及指导资助任何可能设立的附属机构的财务细则以及管理秘书处运转的财务规则。它应在每次常会上通过直至下次常会的财务周期预算。

5. 缔约方会议应定期审评本公约的实施情况和做出促进公约有效实施的必要决定，并可根据第 28、29 和 33 条通过议定书、附件及对公约的修正案。为此目的，它应：

（a）促进和推动依照第 20 和 21 条进行的信息交换；

（b）促进和指导除第 20 条的规定外与实施本公约有关的研究和数据收集的可比方法的制订和定期改进；

（c）酌情促进战略、计划、规划以及政策、立法和其他措施的制定、实施和评价；

（d）审议各缔约方根据第 21 条提交的报告并通过关于本公约实施情况的定期报告；

（e）根据第 26 条促进和推动实施本公约的财政资源的筹集；

（f）设立为实现本公约的目标所需的附属机构；

（g）酌情要求联合国系统的适当和相关组织和机构、其他国际和区域政府间组织以及非政府组织和机构为加强本公约的实施提供服务、合作和信息；

（h）依据实施本公约所取得的经验，酌情考虑采取其他行动以实现本公约的目标。

6．缔约方会议应制订观察员参加其会议的标准。

第 24 条　秘书处

1．缔约方会议应指定一个常设秘书处并为其运转作出安排。缔约方会议应努力在其第一次会议完成此项工作。

2．在指定和成立常设秘书处之前，本公约秘书处的职能应由世界卫生组织提供。

3．秘书处的职能应为：

（a）为缔约方会议及任何附属机构的各届会议作出安排并提供所需的服务；

（b）转递它收到的依照本公约提交的报告；

（c）在公约规定提供的信息的汇编和交换方面，向提出要求的各缔约方，特别是发展中国家缔约方和经济转轨国家缔约方提供支持；

（d）在缔约方会议的指导下，编写其在本公约下开展活动的报告，并提交给缔约方会议；

（e）在缔约方会议的指导下,确保与有关国际和区域政府间组织及其他机构的必要协调;

（f）在缔约方会议的指导下,为有效履行其职能,进行有关行政或契约安排;

（g）履行本公约及其任何议定书所规定的其他秘书处职能和缔约方会议可能决定的其他职能。

第25条　缔约方会议与政府间组织的关系

为了提供实现本公约目标所需的技术和财政合作,缔约方会议可要求有关国际和区域政府间组织,包括金融和开发机构开展合作。

第26条　财政资源

1. 各缔约方认识到财政资源在实现本公约目标方面发挥的重要作用。

2. 每一缔约方应根据其国家计划、优先事项和规划为其旨在实现本公约目标的国家活动提供财政支持。

3. 各缔约方应酌情促进利用双边、区域、次区域和其他多边渠道,为制定和加强发展中国家缔约方和经济转轨国家缔约方的多部门综合烟草控制规划提供资金。因此,应在国家制定的可持续发展战略中强调和支持经济上切实可行的烟草生产替代生计,包括作物多样化。

4. 参加有关区域和国际政府间组织以及金融和开发机构的缔约方,应鼓励这些机构为发展中国家缔约方和经济转轨国家缔约方提供财政援助,以协助其实现本公约规定的义务,并且不限制其在这些组织中的参与权利。

5. 各缔约方同意:

（a）为协助各缔约方实现本公约规定的义务,宜筹集和利用一切可用于烟草控制活动的潜在的和现有的,无论公共的还是私人的财政、技术或其他资源,以使所有缔约方,尤其是发展中国家和经济转轨国家缔约方受益;

（b）秘书处应根据发展中国家缔约方和经济转轨国家缔约方的要求,通报现有的可用于帮助其实现公约规定义务的资金来源;

（c）缔约方会议应在其第一次会议上根据秘书处进行的研究和其他有关信息,审查现有和潜在的援助资源和机制,并考虑其充分性;

（d）缔约方会议应根据审查结果,确定加强现有机制或建立一个自愿全球基金或其他适当财政资源的必要性,以便为发展中国家缔约方和经济转轨国家缔约方的需求提供额外财政资源,帮助其实现本公约的目标。

第 IX 部分　争端解决

第 27 条　争端解决

1. 如两个或两个以上缔约方之间就本公约的解释或适用发生争端时,有关缔约方应通过外交途径谈判或寻求其自行选择的任何其他和平方式解决此争端,包括斡旋、调停或和解。未能通过斡旋、调停或和解达成一致的,并不免除争端各当事方继续寻求解决该争端的责任。

2. 当批准、接受、核准、正式确认或加入本公约时,或在其后的任何时候,国家或区域经济一体化组织可书面向保存人声明,对未能根据本条第 1 款解决的争端,其接受根据缔约方会议以协商一致方式通过的程序进行的特别仲裁作为强制性手段。

3. 除非有关议定书另有规定,本条规定应适用于各缔约方之间的任何议定书。

第 X 部分　公约的发展

第 28 条　公约的修正

1. 任何缔约方可提出对本公约的修正案。此类修正案将由缔约方会议进行审议。

2. 本公约的修正案应由缔约方会议通过。对本公约提出的任何修正案的案文,应由秘书处在拟议通过该修正案的会议之前至少六个月通报各缔约方。秘书处还应将提出的修正案案文通报本公约各签署方,并送交保存人以供参考。

3. 各缔约方应尽一切努力以协商一致方式,就对本公约提出的任何修正案达成协议。

如为谋求协商一致已尽了一切努力,仍未达成协议,作为最后的方式,该修正案应以出席会议并参加表决的缔约方四分之三多数票通过。为本条之目的,出席会议并参加表决的缔约方系指出席会议并投赞成或反对票的缔约方。通过的任何修正案应由秘书处送交保存人,再由保存人转送所有缔约方以供其接受。

4. 对修正案的接受文书应交存于保存人。根据本条第3款通过的修正案,对接受该修正案的缔约方,应于保存人收到本公约至少三分之二缔约方的接受文书之日后的第九十天起生效。

5. 对于任何其他缔约方,修正案应在该缔约方向保存人交存接受该修正案的接受书之日后第九十天起对其生效。

第 29 条　公约附件的通过和修正

1. 本公约的附件及其修正案应根据第 28 条中规定的程序提出、通过和生效。

2. 本公约的附件应构成本公约不可分割的组成部分,除另有明文规定外,凡提到本公约即同时提到其任何附件。

3. 附件应限于与程序、科学、技术或行政事项有关的清单、表格及任何其他描述性材料。

第 XI 部分　最后条款

第 30 条　保留

对本公约不得作任何保留。

第 31 条　退约

1. 自本公约对一缔约方生效之日起两年后,该缔约方可随时向保存人发出书面通知退出本公约。

2. 任何退出,应自保存人收到退出通知之日起一年期满时生效,或在退出通知中所指明的一年之后的某日期生效。

3. 退出本公约的任何缔约方应被视为也退出其作为缔约方的任何议定书。

第 32 条　表决权

1. 除本条第 2 款所规定外,本公约每一缔约方应有一票表决权。

2. 区域经济一体化组织在其权限内的事项上应行使票数与其作为本公约缔约方的成员国数目相同的表决权。如果一个此类组织的任一成员国行使自己的表决权,则该组织不得再行使表决权,反之亦然。

第 33 条　议定书

1. 任何缔约方可提议议定书。此类提案将由缔约方会议进行审议。

2. 缔约方会议可通过本公约的议定书。在通过议定书时,应尽一切努力达成一致意见。

如为谋求协商一致已尽了一切努力,仍未达成协议,作为最后的方式,该议定书应以出席会议并参加表决的缔约方四分之三多数票通过。为本条之目的,出席会议并参加表决的缔约方系指出席会议并投赞成或反对票的缔约方。

3. 提议的任何议定书文本,应由秘书处在拟议通过该议定书的会议至少六个月之前通报各缔约方。

4. 只有本公约的缔约方可成为议定书的缔约方。

5. 本公约的任何议定书只应对所述议定书的缔约方有约束力。只有某一议定书的缔约方可做出限于该议定书相关事项的决定。

6. 任何议定书的生效条件应由该议定书予以确定。

第 34 条　签署

本公约应自 2003 年 6 月 16 日至 2003 年 6 月 22 日在日内瓦世界卫生组织总部,其后自 2003 年 6 月 30 日至 2004 年 6 月 29 日在纽约联合国总部,开放供世界卫生组织所有会员国、非世界卫生组织会员国但系联合国成员国的任何国家以及区域经济一体化组织签署。

第 35 条　批准、接受、核准、正式确认或加入

1. 本公约应由各国批准、接受、核准或加入和各区域经济一体化组织正式确认或加入。

公约应自签署截止日之次日起开放供加入。批准、接受、核准、正式确认或加入的文书应交存于保存人。

2. 任何成为本公约缔约方而其成员均非缔约方的区域经济一体化组织,应受本公约一切义务的约束。如那些组织的一个或多个成员国为本公约的缔约方,该组织及其成员国应决定各自在履行公约义务方面的责任。在此情况下,该组织及其成员国无权同时行使本公约规定的权利。

3. 区域经济一体化组织应在其有关正式确认的文书或加入的文书中声明其在本公约所规定事项上的权限。这些组织还应将其权限范围的任何重大变更通知保存人,再由保存人通知各缔约方。

第 36 条　生效

1. 本公约应自第四十份批准、接受、核准、正式确认或加入的文书交存于保存人之日后第九十天起生效。

2. 对于在本条第 1 款中规定的生效条件达到之后批准、接受、核准或加入本公约的每个国家,本公约应自其交存、批准、接受、核准或加入的文书之日后第九十天起生效。

3. 对于在达到本条第 1 款规定的生效条件之后交存正式确认的文书或加入的文书的每个区域经济一体化组织,本公

约应自其交存正式确认或加入的文书之日后第九十天起生效。

4. 为本条之目的,区域经济一体化组织所交存的任何文书不应被视为该组织成员国所交存文书之外的额外文书。

第 37 条　保存人

联合国秘书长应为本公约及其修正案和根据第 28、29 和 33 条通过的议定书和附件的保存人。

第 38 条　作准文本

本公约正本交存于联合国秘书长,其阿拉伯文、中文、英文、法文、俄文和西班牙文文本同为作准。

下列签署人,经正式授权,在本公约上签字,以昭信守。

2003 年 5 月 21 日订于日内瓦